ESSAI

SUR

LA CURE DE RAISINS

Vevey. — Imprimerie de Ch.-F. Recordou.

ESSAI

THÉORIQUE ET PRATIQUE

SUR

LA CURE DE RAISINS

ÉTUDIÉE PLUS SPÉCIALEMENT

à

VEVEY

SUIVI DE

QUELQUES REMARQUES SUR LES CONDITIONS HYGIÉNIQUES
DE CETTE VILLE ET DE PLUSIEURS TABLEAUX MÉTÉOROLOGIQUES

PAR

H. CURCHOD

DOCTEUR EN MÉDECINE DE L'UNIVERSITÉ DE BERLIN,
MEMBRE ORDINAIRE DU CONSEIL DE SANTÉ DU CANTON DE VAUD,
MEMBRE DES SOCIÉTÉS VAUDOISE ET HELVÉTIQUE DES SCIENCES NATURELLES,
DE LA SOCIÉTÉ DE MÉDECINE DE LAUSANNE ET MEMBRE CORRESPONDANT
DE LA SOCIÉTÉ MÉDICALE DE GENÈVE.

VEVEY	PARIS
LIBRAIRIE SCHWEIGHAUSER	J.-B. BAILLIÈRE ET FILS

1860

La cure de raisins, c'est-à-dire l'emploi systématique du raisin comme moyen thérapeutique attire tous les jours plus l'attention des médecins. Chaque année le nombre des personnes qui font cette cure va en augmentant. Aussi Vevey, dans une position exceptionnellement belle, au bord du plus beau lac du monde, devient-il toujours davantage un lieu de cure pour les étrangers plus ou moins malades, qui viennent chercher, au centre du meilleur vignoble de la Suisse, un remède, un soulagement ou une distraction.

Fixé depuis plus de douze ans comme médecin praticien dans ma ville natale et appelé, chaque automne, à diriger dans leur cure un nombre toujours plus considérable de personnes, l'étude du raisin, de son mode d'action, de ses indications devenait pour moi un devoir. Je sentis d'autant plus le besoin de fixer mes idées sur ce sujet, que lorsque je cherchai à le faire, je vis que les opinions de plusieurs de mes confrères, soit de notre pays, soit de l'étranger, étaient loin de concorder sur plusieurs points.

La cure de raisins, cependant, était depuis longtemps en usage dans le canton de Vaud. Sous la domination bernoise, les familles patriciennes, qui possédaient les plus beaux domaines du pays, venaient y passer l'automne et faire cette cure qui était fort en honneur. Tribolet et plusieurs autres médecins distingués de Berne, le célèbre empirique Michel Schuppach de Langnau, l'ordonnaient souvent. Tissot et la plupart des praticiens de Lausanne, Tronchin, Odier, Prévost et tant d'autres médecins célèbres de Genève, en faisaient grand cas. Mais aucun d'eux n'a écrit sur cette cure, qui se pratiquait d'après des traditions ou d'après l'instinct des malades.

On trouve, en revanche, sur la cure de raisins, des renseignements fort intéressants dans les nombreuses monographies qui ont été publiées en Allemagne ces vingt dernières années. Le sujet, néanmoins, est loin d'être épuisé et la question pourrait être étudiée d'une manière plus approfondie; ce qui, du reste, n'est pas aussi facile qu'on serait tenté de le croire au premier abord.

En effet, il faudrait, avant tout, bien connaître le raisin en lui-même, sa composition chimique, et ensuite ses effets physiologiques, pour pouvoir expliquer son utilité thérapeutique. De plus, il serait indispensable, dans l'étude de la cure de raisins, de distinguer ce qui est le résultat de l'effet du raisin en lui-même et ce qui est le résultat du régime, du changement d'air et des conditions dans lesquelles la cure se fait.

Mais, la composition chimique du raisin, et avec elle, les effets physiologiques de celui-ci, ne sont pas toujours les mêmes et jusqu'à présent, nous ne possédons pas des analyses comparatives selon les espèces, les années, le degré de maturité et les autres circonstances qui font varier cette composition. Nous manquons aussi d'un nombre suffisant d'observations exactes, rigoureuses, de l'action des raisins dégagée de celle des adjuvants hygiéniques et diététiques de la cure.

Les deux bases vraiment scientifiques, l'étude chimique du raisin et l'observation clinique de ses effets, ne sont donc pas encore assez étudiées, pour qu'au point de vue théorique, tout soit éclairci dans la cure de raisins. La iv

publication de ces pages, qui ne sont bien réellement qu'un *Essai,* aura peut-être l'avantage de provoquer sur ce sujet intéressant des recherches et des observations nouvelles. En tout cas, j'ose compter sur l'indulgence de mes confrères, qui savent combien il est difficile d'arracher à la fatigue journalière de la pratique quelques heures pour le travail du cabinet. Je suis peut-être d'autant plus autorisé à la réclamer, que lorsque j'ai entrepris cette étude, il n'avait paru encore aucun travail spécial en langue française sur la cure de raisins, et que c'était surtout le côté pratique de la question que j'avais en vue. Sous ce dernier rapport, je serais très reconnaissant envers ceux de mes confrères qui voudraient bien me communiquer leurs propres observations; des renseignements sur la santé subséquente de malades qui ont fait la cure de raisins dans nos contrées, seraient surtout pour moi d'un grand intérêt et je prends la liberté de les solliciter.

On remarquera facilement que cet Essai se compose de deux ordres d'éléments. Le premier comprend le résultat de mon expérience personnelle; le second, les communications que j'ai reçues de plusieurs de mes confrères et les emprunts nombreux que j'ai faits aux divers ouvrages dont je donne plus loin la plupart des titres.

Je ne puis terminer sans témoigner ici d'une façon particulière ma reconnaissance à M. le Dr DelaHarpe, médecin en chef de l'hôpital de Lausanne et à M. le professeur Lebert, actuellement à Breslau, qui avait obtenu de l'obligeance de M. le professeur Stædeler à Zurich, l'analyse du jus de raisins de l'année 1858; tous les deux m'ont aidé de leurs conseils et m'ont fourni des renseignements précieux. Je dois aussi à M. Bischoff, professeur de chimie à Lausanne, à M. Blanchet, président de la Société vaudoise d'agriculture et à plusieurs de mes honorables confrères, dont les noms figurent dans cet écrit, tous mes remerciements, de même qu'à mes amis et concitoyens, M. David Doret et M. Albert Davall, inspecteur forestier, qui ont bien voulu me remettre le fruit de leurs observations sur le climat de Vevey.

TABLE DES MATIÈRES.

                    page

INTRODUCTION V

CHAPITRE   I. — **Historique et Bibliographie** . . . 1

CHAPITRE II. — **De la vigne en Suisse.**
Des divers plants cultivés dans le canton de Vaud. — Des
chasselas ou fendants et des raisins non fendants. —
Espèces employées pour la cure 6

CHAPITRE III. — **Du raisin et de sa composition.**
Parties constituantes du raisin. — Composition générale
et moyenne du moût. — Analyses de quatre espèces
de moût. — Circonstances qui influent sur sa composition, l'espèce, le sol, le degré de maturité, l'année. 9
Raisins du canton de Vaud. — Analyse du jus de raisins
de 1858. — Analyse du jus de raisins de Vevey de 1859 15

CHAPITRE IV. — **Examen des principaux éléments qui
se trouvent dans les raisins.**
1º Principes organiques azotés : l'albumine. — 2º Principes organiques non azotés : le sucre, ses différentes
espèces, son rôle dans l'économie ; — la gomme, le
mucilage, la pectine, la cellulose; — les acides végétaux libres. — 3º Principes inorganiques : les sels ; —
analogie du moût avec les eaux minérales ; — l'eau. —
Principes nouveaux développés par la fermentation,
principes odorants, tannin. — Composition générale
et moyenne des vins. 18

CHAPITRE V. — **De l'action physiologique du raisin.**
Des effets du raisin en général. — Action sur les organes
digestifs. — Différence suivant les espèces. — Action
sur la circulation ; — sur l'innervation ; — sur les
reins. — Le sucre est-il un diurétique ? — Théorie du

diabète. — Action sur le sang. — Effets fâcheux de l'usage exclusif des fruits. — Action nutritive, tonique et stimulante. — Différence d'action suivant la tempérament, la constitution, le sexe, l'âge   31

Le petit-lait comparé au raisin. — Composition chimique et action physiologique analogues. — Leurs différences. — Bains de petit-lait   43

Bains de marc de raisins, leur action, leur emploi, observation de Tissot   46

CHAPITRE VI. — **De l'emploi thérapeutique.**

Considérations générales. — La cure de raisins, comme cure principale, complémentaire ou subséquente ; concomitante (?). — Indications et contre-indications. — Emploi dans les maladies particulières   49

I. Pléthore abdominale : 1° dyspepsies, palpitations, hypocondrie ; — 2° obstructions, jaunisse, calculs biliaires ; — 3° hémorrhoïdes ; — constipation   54

II. Catarrhes chroniques des muqueuses : 1° des voies respiratoires ; — maux de gorge, enrouement, aphonie ; — asthme ; — 2° du tube digestif ; — dyssenterie ; — diarrhée, critique, saburrale, suite du choléra, etc. — 3° des voies urinaires   59

III. Dyscrasies : — 1° goutte et gravelle ; — 2° maladies de la peau ; — cure dépurative du sang ; — prurigo ; — la gale ; — 3° scrophules ; — 4° tubercules : phthisie pulmonaire ; — opinions des auteurs ; — utilité de la cure dans les différentes périodes ; — phthisie laryngée   68

IV. Maladies qui réclament une action tonique : — convalescence ; — faiblesse, pertes de diverses natures ; chloro —se, désordres de la menstruation ; — dyspepsie d'intensité moyenne et de longue durée, cause d'hypocondrie ; — coqueluche.   77

V. Maladies diverses, d'après quelques auteurs. — 1° Maladies du cœur. — 2° Hydropisies. — 3° Albuminurie. — 4° Maladies vénériennes. — 5° Hydrargyrisme, iodisme 83

Chapitre VII. — **Manière de faire la cure de raisins.**
Préparation. — Epoque de la maturité. — Choix de l'espèce. — Quantité. — Répartition sur la journée. — Régime alimentaire. — Manière de manger les raisins. Action sur les dents. — Pressoirs. — Cures de moût. 86
Etats particuliers ou incidents. — Idiosyncrasies. — Accidents morbides, — légers, — plus sérieux : 1° l'Ictère ; — 2° la Stomatite, description du Dr DelaHarpe. Durée de la cure. — Adjuvants hygiéniques. — Avantages d'un bon climat, d'un beau pays 100

Chapitre VIII. — **Vevey considéré comme lieu de cure et station de climat.**
Opinion d'auteurs étrangers. — Avantages de Vevey pour y faire la cure de raisins. — Salubrité, propreté, aisance. — Caractère médical . . . . , . . . 108
Ressources matérielles de tout genre : — sous le rapport religieux ; — sous celui de l'instruction ; — de la société 117
Vevey aux différentes époques de l'année. — Cures de lait d'ânesse, petit-lait. — Bains du lac. 120
Climat de Vevey, article spécial de M. Davall 124
Huit tableaux météorologiques, d'après les observations de M. Nicod-Delom et de M. Doret 133

ERRATA.

page 45, ligne 14, *au lieu de* les sucs, *lisez* les uns.

» 52, » 24, » indications, *lisez* contre-indications.

» 69, » 21, » connexion, *lisez* succession.

ESSAI

SUR

LA CURE DE RAISINS.

CHAPITRE PREMIER.

Historique et Bibliographie.

Sans remonter aux écrivains sacrés qui, depuis Noé, parlent dans plusieurs endroits du fruit de la vigne, c'est chez Dioscoride médecin grec, qui vivait du temps de Néron, que nous trouvons la première mention de l'emploi des raisins comme moyen thérapeutique.

Chez les Romains qui, de l'Asie, avaient propagé en Occident la culture de la vigne dans les pays soumis à leurs armes, nous trouvons ensuite Pline l'ancien, mort lors de l'éruption du Vésuve, l'an 79 de notre ère. Dans le vingt-troisième livre de son Histoire naturelle, il consacre sept chapitres aux propriétés médicales des raisins; il les recommande contre la diarrhée, l'hémoptysie, le pyrosis, l'amertume du foie, les vomissements bilieux, l'hydropisie, etc. Il parle des propriétés astringentes des pédoncules des grappes, des pepins et de leur usage, tant à l'intérieur qu'à l'extérieur, des raisins secs et de leur utilité contre la toux, les maladies de vessie, etc. Il connaissait évidemment les travaux de Dioscoride, qu'il traduit souvent textuellement.

Celse, surnommé l'Hippocrate latin, qui vivait aussi dans le premier siècle de notre ère, dont le bon sens pratique égalait l'esprit critique à un degré très-remarquable, parle aussi des raisins et de leurs propriétés dans le second livre de son Traité de la médecine, articles XX à XXXI; il remarque déjà que leur usage peut dans certains cas avoir des inconvénients.

Galien, médecin des empereurs Marc-Aurèle, Vérus et Commode, dans son ouvrage « de Alimentis », livre II, fait surtout ressortir les propriétés laxatives des raisins.

Je citerai encore, d'après les auteurs allemands, comme ayant écrit sur la matière :

Hieronymus Tragus (Heinrich Bock), professeur à Zweibrücken, pasteur et médecin à Hornbach, médecin du duc de Nassau, dans son « Kräuterbuch. » Strasbourg, 1530.

Adamus Lonicerus, medicus ordinarius et physicus. Francfort, 1557.

Dodonaeus. « Stirpium historia. » Anvers, 1516.

Johannes Bauhinus. « Historia plantarum. » Yverdon, 1651.

Jacobus Theodorus Tabernæmontanus. « Neu vollkommen Kräuterbuch. » Bâle, 1687.

Dans le siècle passé, Loeschke, Tissot, Pierre Frank, Frédéric Hoffmann, dans plusieurs endroits de leurs ouvrages, Bertele, dans son « Versuch über Lebenserhaltungskunde, » Landshut, 1803, recommandent les raisins dans un but médical. Dès le commencement de ce siècle, avec la tendance de notre époque à remplacer, autant que possible, les remèdes pharmaceutiques proprement dits par les moyens diététiques et hygiéniques, la cure de raisins a pris définitivement rang dans la science et dans la pratique.

En Allemagne, les ouvrages sur ce sujet sont déjà très-nombreux; et c'est sur le conseil des médecins le plus justement en renom par leur science et leur habileté, que nous arrivent chaque automne cette foule de malades, de l'Allemagne, de la Russie et de tous les pays du Nord.

En Angleterre, l'usage des raisins a été conseillé par les médecins les plus éminents, tels que Pringle, Cullen, sir James Clark.

En France je ne connais, parmi les praticiens, que Chomel qui ait recommandé la cure de raisins dans son ouvrage sur les dyspepsies. Mais ce moyen attire tous les jours plus l'attention; M. Constantin James lui a consacré un chapitre dans son ouvrage, et le Dictionnaire général des Eaux minérales et d'Hydrologie médicale de MM. Durand-Fardel, Eugène Le Bret, Lefort, etc., en voie de publication, contiendra aussi un article sur ce sujet.

De plus, au moment où je mettais sous presse, j'ai reçu l'ouvrage du Dr Carrière « Les cures de petit lait et de raisin en Allemagne et en Suisse dans le traitement des maladies chroniques, » qui a paru le mois passé. Cet ouvrage, aussi remarquable pour le fond qu'admirable pour les qualités du style, est venu le premier combler la lacune dont je parle dans mon introduction. Du reste, mon travail était déjà achevé lorsque l'ouvrage du Dr Carrière a paru, et si nous nous rencontrons en quelques endroits, cela vient de ce que nous avons eu dans les auteurs allemands plusieurs sources communes.

Voici la liste des ouvrages que j'ai consultés :

Dr HIRSCH JUN.,	*Die Weintraubenkur,*	Mainz,	1843.
Dr SCHULZE,	*Die Weintraubenkur,*	Quedlinburg,	1844.
Dr JOACHIM,	*Die Traubenkur in Dürkheim an der Haardt,*	Neustadt,	1847.
J. B. SCHMITT, Dr Méd. à Bingen,	*Observations pratiques sur la cure de raisins,*	Mayence,	1847.
Heinrich SCHWEICH,	*Anweisung zur Traubenkur,*	Kreuznach,	1850.
Ewald WOLFF,	*Die Weintraubenkur,*	Grünberg,	1852.
Emil HUBER,	*Ueber den Gebrauch der Weintraubenkur,*	Neustadt,	1853.
Dr SCHNEIDER,	*Bad Gleisweiler u. s. w.*	Landau,	1853.
Dr MAGDEBURG,	*Die Traubenkur nebst Beschreibung St-Goarshausens,*	Wiesbaden,	1854.
Anonyme,	*Der Aufenthalt am Genfersee mit Berücksichtigung der Traubenkur,*	Basel,	1856.

(Il existe encore des monographies de FENNER VON FENNENBERG, ENGELMANN à *Kreuznach*, KAUFMANN et EPP à *Dürckheim*, que je n'ai pas pu me procurer.)

Dr H. HELFFT,	*Handbuch der Balneotherapie,*	Berlin,	1857.
Le même,	*Balneodiätetik, Verhaltungsre-*		
	geln beim Gebrauch der Mine-		
	ral Wasser, Molken, Trauben,		
	u. s. w.,	Berlin,	1858.
Dr B. M. LERSCH,	*Einleitung in die Mineral Quel-*		
	len lehre,	Erlangen,	1857.

OESTERLEN,	*Handbuch der Heilmittellehre,*	Tubingen,	1853.
Jonathan PEREIRA,	*The Elements of Materia Medica*		
	and therapeutics,	London,	1857.
Constantin JAMES,	*Guide pratique aux Eaux miné-*		
	rales,	Paris,	1858.
LADREY,	*Chimie appliquée à la viticul-*		
	ture et à l'œnologie,	Paris,	1857.
MAUMENÉ,	*Indications théoriques et prati-*		
	ques sur le travail des vins,	Paris,	1858.
REGNAULT,	*Cours élémentaire de Chimie,*	Paris,	1859.
LONGET,	*Traité de Physiologie,* 2e édit.,	Paris,	1857.
Jac. MOLESCHOTT,	*Physiologie der Nahrungsmittel,*	Giessen,	1859.
Le même,	*De l'alimentation et du régime,*	Paris,	1859.
PAYEN,	*Des substances alimentaires,*	Paris,	1856.
TISSOT,	*Avis au peuple sur sa santé,*	Lausanne,	1761.

FRANSCINI,	*Statistique de la Suisse,*	Lausanne,	1853.
L. VULLIEMIN,	*Tableau du canton de Vaud,*	Lausanne,	1849.
REYMONDIN,	*L'art du vigneron,*	Lausanne,	1798.
Rod. BLANCHET,	*Notice sur les divers plants de la*		
	vigne cultivés dans le canton de		
	Vaud,	Lausanne,	1852.
Le même,	*Essai sur l'Histoire naturelle des*		
	environs de Vevey,	Vevey,	1843.
W. P. PRIOR et	Deux ouvrages sur	Vevey,	1842
Anonyme,	*Vevey et ses environs,*		et 1858.

CHAPITRE SECOND.

De la vigne en Suisse. — Plants cultivés dans le canton de Vaud. — Variétés employées pour la cure.

La vigne, *vitis vinifera,* de la famille des *Ampélidées,* de Cand. *Pentandr. monogyn.* Linn., n'a pas besoin d'être décrite. Originaire de l'Asie, elle est depuis plus de vingt siècles acclimatée dans nos contrées. A l'exception des Petits-Cantons, de Zug, de Glaris et de l'Oberland bernois, la vigne est cultivée dans toute la Suisse, mais c'est la partie occidentale ou française qui est pour ainsi dire le vignoble de notre pays. On y cultive en vignes plus de 26,000 arpents fédéraux, soit environ 10,000 hectares, à peu près le cinquième de l'étendue livrée à cette culture dans la Suisse entière. Le canton de Vaud est ici au premier rang, soit pour la quantité, soit pour la qualité de ses vins. La vigne y occupe plus de 20,000 vignerons et y produit annuellement 300,000 muids de vin, soit 450,000 hectolitres, sur 6,000 hectares de terrain. On évalue la consommation annuelle du canton aux deux tiers de la production, le reste servant à l'exportation. Le district de Vevey, avec environ 1,000 hectares de vignes,

entre pour près d'un cinquième dans la production totale
du canton.

Sur les bords du Léman, la limite des vignes est à 550
mètres au-dessus du niveau de la mer, le niveau du lac
étant à 375 mètres. C'est ici que croissent les vins les
plus estimés, celui de La Côte lorsqu'il a vieilli, celui de
Lavaux, de tous le plus généreux, et, un peu plus au
midi, dans la vallée du Rhône, celui d'Yvorne, qui rappelle le vin du Rhin.

Quant aux divers plants cultivés dans le canton de
Vaud, leur nombre a considérablement augmenté depuis
quelques années, une grande émulation s'étant emparée
des cultivateurs, qui ont fait venir des plants de Bourgogne, de Bordeaux, du Rhin, de la Hongrie, etc. Je
citerai, d'après M. Blanchet,

parmi les raisins blancs :

Les FENDANTS ou CHASSELAS, dont il y a plusieurs espèces désignées sous les noms de *roux*, *vert*, *de Fontaine-
bleau*, *Lacryma Christi rose*, *grec*, *blanc d'Autriche;* et
les NON-FENDANTS, tels que : *la Blanchette*, *la Rougeasse*,
la *Clairette* (Riessling), le *Facun blanc* ou *allemand* ou
Salvagnin blanc (Elben, Rieselben), le *Formint* (Trami-
ner), le *Ruchelin* ou *grand Mornain blanc* (Rauschling), le
Gouet, etc.;

parmi les raisins rouges :

Le *Pineau* ou *Bourguignon noir*, le *Cläwner rouge*, le
Tokay (Rulander), le *Teinturier noir*, *Lacryma Christi noir*
du Vésuve, le *Salvagnin*, le *Framboisé* ou *Isabelle* d'Amé-

rique, le *Cortaillod* ou *Neuchâtel*, le *Bordeaux*, le *Morillon noir* hâtif, et plusieurs autres plants de la Dôle, de la Loire, de Bourgogne, etc.

Cette énumération montre qu'au lieu de ne viser comme autrefois qu'à produire le plus de vin possible, nous nous efforçons d'améliorer et de varier nos produits. Du reste, plusieurs de ces plants ont été abandonnés ; ce sont, en définitive, les plants du Rhin, le Tokay et le Bordeaux, qui ont le mieux réussi.

Les plants dont se composent la presque totalité de nos vignes sont les deux premières variétés de Chasselas, le vert et le roux, et les deux premières variétés de raisins non-fendants, la Blanchette et la Rougeasse. Ce sont eux qu'on a en vue quand on parle de raisins fendants, et de raisins non-fendants, soit foireux ou giclets. Pour le but spécial qui nous-occupe, j'attache une certaine valeur à cette division. Les premiers se rapprochent des fruits succulents, tels que la prune ou l'abricot. Leur grain est plus transparent, la peau en est peu tenace. Lorsqu'on presse le grain entre les doigts, il se fend sans laisser écouler de jus. La chair est croquante, douce et d'une saveur musquée. Le vin est plus violent, plus capiteux, surtout celui qui a crû dans les terres marneuses. Il demande beaucoup de soins pour être conservé.

Le fendant, peu répandu dans le siècle passé (car l'ouvrage de Reymondin publié en 1798 n'en parle pas) et concentré dans quelques domaines de Lavaux, est maintenant généralement préféré pour la culture. C'est ce plantlà qu'on cultivera toujours plus exclusivement dans les environs de Vevey.

Les raisins non-fendants, dont le nom vulgaire de foireux indique une propriété laxative plus prononcée, se rapprochent des fruits juteux, tels que la cerise, la pêche. Leur grappe est en général ramassée et serrée, leurs grains ont une peau tenace; lorsqu'ils sont pressés entre les doigts, le jus sort par le point d'attache sans que la peau se fende; de là leur nom de giclets. Le vin qu'ils produisent est plus léger, plus diurétique, plus fin et plus parfumé, surtout dans les terrains légers et rocailleux qu'ils préfèrent aussi. Il se conserve mieux et plus long-temps. Je reviendrai du reste plus tard sur les effets physiologiques et les indications de ces deux espèces de raisins. Sauf des cas exceptionnels, dans lesquels on fait usage de raisins de plant du Rhin ou de raisins rouges, ce sont les seules espèces avec lesquelles on fasse la cure dans notre pays.

CHAPITRE TROISIÈME.

Parties constituantes des raisins. — Analyses chimiques du jus. — Circonstances qui influent sur sa composition. — Raisins du canton de Vaud et de Vevey.

Les raisins se composent de la raffle ou grappe et du grain. Les grains offrent deux parties solides, la pellicule ou gousse et les pepins, et une partie liquide, la plus importante pour nous, le jus. D'après Ladrey[1] un chasselas blanc des environs de Paris a donné sur 100 parties : 74 de jus filtré et 26 de parties solides. Sur ces 26 parties, la raffle entre pour 4, et les gousses et les pepins pour 22. Sur les raisins chasselas de Vevey, la proportion du jus exprimé au moyen du pressoir varie, suivant les années, de 82 à 90 pour cent. Quand on mange les raisins, le jus est moins bien exprimé et, sur une livre de 16 onces, il est de 13 onces, soit 81 pour cent, le résidu solide étant de 19 pour cent.

La grappe contient surtout l'acide tannique. Les pellicules contiennent les huiles essentielles odorantes, l'œnocyanine, une certaine quantité de tannin et de la cire. Les pepins contiennent une très grande quantité d'acide tannique et une huile grasse. Cette dernière substance est très importante, car elle forme les acides gras contenus dans les éthers, qui sont les éléments essentiels du bouquet; on l'a aussi utilisée pour l'éclairage. Quant au jus du raisin fraîchement exprimé, ou *moût*, il est toujours acide et sa pesanteur spécifique varie de 1,060 à 1,090. Le tableau suivant, emprunté à l'ouvrage de Maumené[2], nous donne d'un coup d'œil une première idée de sa composition.

[1] Ouv. cit. p. 40.
[2] Ouvr. cit. p. 273.

COMPOSITION GÉNÉRALE ET MOYENNE DU MOUT.

Grammes.

	Eau.			860 à 830
	Sucre de raisin (glycose et chylariose)			150 300
SUBSTANCES NEUTRES.	Gomme			
	Mucilage			
	Pectine			
	Matières grasses (huile, cire, etc.)			
	Huiles essentielles			
	Matières inconnues appelées vaguement *extrait*			
	Albumine végétale et matières azotées			
	Sels. — à acides végétaux.	Tartrates et racémates. Citrates? . . Malates. . .	à base de Potasse . . . Soude . . . . Chaux	30 20
	à acides minéraux.	Sulfates . . Azotates?. . Phosphates . Silicates . .	Magnésie . . Alumine. . . Oxyde de fer. Ammoniaque.	
	Chlorures? bromures? iodures? fluorures?			
SUBSTANCES ACIDES.	tartrique.			
	racémique.			
	citrique			
	malique			

1040 1150

Comme on le voit, le nombre des éléments du moût
est très considérable, il n'est d'ailleurs pas toujours le
même, et surtout leur proportion relative peut varier énormément. Car la nature du sol, l'exposition du vignoble,
l'espèce du plant, l'âge des ceps, la fumure, le mode de
culture, les conditions atmosphériques, puis surtout le degré de maturité, sont autant de circonstances, qui doivent
modifier la composition. Quelque intérêt que cette étude présente, je ne puis l'entreprendre ici sans sortir de mon sujet, et je dois me borner aux courtes remarques suivantes.

Ainsi relativement à l'influence d'un cépage différent,
j'emprunte à l'ouvrage de Joachim [1] les analyses du jus

[1] Ouvr. cit. p. 21.

de raisins provenant de quatre plants différents de l'année 1846 et de ceps d'un âge moyen, crûs aux environs de Dürkheim an der Haardt, dans un terrain argileux et siliceux tout à la fois. Le moût a été filtré en empêchant l'accès de l'air. Le premier tableau du Dr Herberger, recteur de l'école industrielle de Kaiserslautern, donne l'analyse de deux espèces de Chasselas, et le second, du Dr Walz, pharmacien à Spire, celle du Riessling ou Clairette et du Bourguignon noir.

SUR 1,000 PARTIES DE MOUT DE	CHASSELAS BLANC D'AUTRICHE.		CHASSELAS FENDANT ROUX.	
Eau	837,610–	834,381	846,283–	838,711
Sucre de raisin	130,985–	132,172	122,105–	127,497
Gomme et dextrine . . .	6,910–	5,425	9,143–	6,520
Résine	traces.		traces.	
Principe colorant extractif .	0,108–	0,117	0,097–	0,125
Tannin	traces.		traces.	
Matières grasses	traces.		traces.	
Principe odorant	traces.		traces.	
Albumine et matières azotées	17,142 –	19,850	15,427–	18,547
Bitartrate de potasse. . .	1,208 –	1,215	1,341–	1,356
Tartrate de chaux avec un peu de racémate (de chaux)	0,224–	0,239	0,226–	1,521
Tartrate de magnésie. . .	0,049–	0,125	traces.	
— d'alumine . . .	0,068–	0,115	0,105–	0,110
— d'oxyde de fer . .	traces.		traces.	
Chlorure de potassium . .	—	—	0,910–	0,923
— de sodium . . .	0,847–	0,991	—	—
Sulfate de potasse. . . .	0,917–	1,211	0,845–	1,027
Phosphate d'alumine . . .	0,024–	0,028	0,017–	0,021
Acide tartrique	2,210–	2,205	2,207–	2,216
— racémique	0,311–	0,327	0,287–	0,299
— citrique	0,098–	0,247	—	—
— malique	1,289–	1,352	1,007–	1,127
	1000,000	1000,000	1000,000	1000,000

SUR 1,000 PARTIES DE MOUT DE	RIESSLING, CLAIRETTE.	BOURGUIGNON NOIR ou Pineau.
Eau.	824,151	822,310
Sucre de raisin	140.720	152,176
Gomme et dextrine.	4,963	4,132
Résine	—	—
Principe colorant extractif. . .	—	0,015
Tannin.	traces	0,998
Principe odorant.	—	—
Albumine et principes azotés . .	15,300	11,768
Acide phosphorique.	0,214	0,506
Acide sulfurique	0,035	0,031
Acide chlorydrique	0,029	0,028
Silice	0,736	0,600
Oxyde de fer	0,630	0,007
Potasse.	0,964	1,035
Soude . . . , ...	2,369	0,401
Chaux	1,799	0,343
Magnésie	0,925	0,018
Alumine	0,225	0,005
Acide tartrique	4,379	2,640
— racémique.	0,078	0,010
— citrique	traces	—
— malique	2,465	2,975
	1000,000	1000,000

Ce qui ressort surtout de l'examen de ces deux tableaux, c'est la différence qui existe entre le Chasselas et la Clairette, qui justifie la division faite plus haut des raisins fendants et non-fendants, et fait pressentir la différence qu'on observe dans leur action physiologique. En effet, le chasselas contient moins de sucre et moins d'acides végétaux libres que la clairette, mais contient, en revanche, plus de gomme et d'albumine que celle-ci.

Quant au sol de la vigne, la vigne peut croître et prospérer dans les sols les plus différents, soit au point de vue physique, terrains légers et poreux ou forts et compactes, secs et humides; soit au point de vue géologique et chimique. Toutes choses égales d'ailleurs[1], on obtient des raisins qui contiennent beaucoup de sucre et peu d'acide dans un sol sec, plus d'acide libre dans un sol frais, et beaucoup d'acide, d'albumine et de mucilage, avec peu de sucre, dans un sol humide.

Quant aux principes inorganiques, ils dépendent surtout de la nature du sol et varient suivant que le raisin a crû dans un terrain granitique, calcaire, gypseux, argileux, etc.

Le degré de maturité influe beaucoup sur la composition du raisin. Le jus des raisins mal mûrs, désigné sous le nom de verjus, ressemble fort à la sève; avec la maturation on constate une diminution dans les proportions de l'eau, du tissu végétal, des matières mucilagineuses et surtout des acides végétaux libres, puis l'on voit apparaître le sucre, la matière azotée, etc. Plus les raisins sont mûrs plus ils contiennent de sucre et moins ils contiennent d'acides végétaux libres, ceux-ci sont alors combinés aux bases et en particulier à la potasse. Sous le rapport de la quantité de l'acide libre, un raisin plus mûr se rapproche donc du chasselas et a les propriétés des raisins fendants; tandis qu'un raisin moins mûr, toujours sous ce même point de vue, ressemble davantage aux raisins non-fendants.

Quant à l'influence de l'année, elle est rendue sensible par les chiffres suivants empruntés à Fresenius, qui in-

[1] *Ladrey,* ouvr. cit. p. 63

diquent les quantités relatives de sucre et d'acide libre contenues dans le jus de raisins des environs de Wiesbaden, pour quatre années différentes :

Années.	Sucre pour cent.	Acide libre pour cent.
1850	19,24	0,66
1854	13,78	1,02
1855	10,59	0,82
1856	17,28	0,76

La proportion du sucre est bien plus considérable dans les moûts du midi de la France et de l'Espagne, et peut s'élever jusqu'à 33 pour cent.

Il existe plusieurs procédés pour évaluer avec certitude la quantité de sucre existant dans le jus de raisins. Du reste, on peut la déduire de la quantité d'alcool contenu dans le vin de chaque année, et cela d'une manière approximative.

Quant aux raisins du canton de Vaud, en octobre 1858 j'envoyai à M. le professeur Stædler, à Zurich, deux caisses de raisins cueillis à Vevey. La première contenait des raisins fendants ou Chasselas ; la seconde devait ne contenir que des raisins non-fendants, mais en réalité contenait des raisins mélangés. Voici la note que M. Stædler a eu la bonté de me faire parvenir :

« Les raisins, presque trop mûrs, sont arrivés en mauvais état ; les grains avaient en majeure partie éclaté et étaient en voie d'une décomposition rapide. On n'a pu choisir assez de raisins que pour la détermination des parties constituantes les plus essentielles.

Première caisse :

Pesanteur spécifique du jus . .	1,069
Sucre	14,13 pour cent
Acide libre	0,50 »
Albumine, substances protéiques	0,50 »
Contenu en cendres	0,30 »

Seconde caisse :

Pesanteur spécifique du jus . .	1,078
Sucre	15,20 »
Acide libre	0,50 »
Albumine, substances protéiques	0,50 »
Contenu en cendres	0,25 »

Dans ces deux analyses, l'acide libre doit être mis en ligne de compte comme acide tartrique.

La composition des cendres était la même que celle indiquée par Boussingault, Annales de chimie et de physique, t. xxx, p. 369, soit sur 1,000 parties :

Potasse	8,42
Magnésie	0,92
Acide sulfurique . .	0,96
Chlore	traces
Acide carbonique . .	2,50
Acide phosphorique .	4,12
Acide fluorique. . .	0,06

et en outre un peu de fer.

L'état fendant des raisins est dû à l'épaisseur plus grande des cellules du parenchyme et à la proportion plus forte en cellulose. La couche brune de la surface est dûe à la transformation subéreuse (Korkumwandlung) de la cellulose. »

L'automne dernier, soit en 1859, mon ami M. Bischoff, professeur à l'Académie et à l'École spéciale de Lausanne, a bien voulu examiner pour moi les raisins de l'année. Il a trouvé dans le jus de raisins chasselas d'une très bonne vigne des environs de Lausanne, sur 100 parties :

> Sucre . . . 18,50
> Acide libre . 0,51

et dans celui de raisins foireux de la même localité, sur 100 parties :

> Sucre . . . 19,40
> Acide libre . 0,60

L'année était remarquable pour le vin ; et la proportion en sucre, déjà considérable, aurait été trouvée plus considérable encore dans des raisins provenant d'Aigle ou même de Vevey. J'aurais bien désiré connaître la proportion des substances azotées, mais cela n'a pas été possible à M. Bischoff, qui me promet pour l'année prochaine de nouvelles recherches plus complètes. Mais, tels qu'ils sont, ces résultats, obtenus par des chimistes du premier mérite, suffisent pour donner une idée assez exacte de la composition des raisins du canton de Vaud. En les comparant à d'autres, il en ressort que, sous le rapport de leur qualité, nos raisins occupent un très bon rang parmi ceux des diverses localités où l'on vient faire la cure. Ces deux années 1858 et 1859 ont du reste été supérieures pour la qualité de leur vin. Le vin de cette dernière année indique 12 degrés à l'éprouvette, tandis que celui de 1847, par exemple, indique à peine un degré. Il est évident, d'après cela, qu'entre les raisins de diverses années il pourra exister une différence souvent considérable.

CHAPITRE QUATRIÈME.

Examen des principaux éléments qui se trouvent dans les raisins.

Si, avant de passer à l'étude de l'action physiologique des raisins sur l'organisme, nous examinons séparément les principaux éléments que l'analyse nous y a révélés, nous pourrons pressentir quelle sera cette action et nous expliquer ainsi la cause de plusieurs des effets, en apparence contradictoires, que nous observons pendant la cure. Ces éléments peuvent se grouper sous trois chefs principaux :

1° Les principes organiques azotés ou aliments plastiques ;

2° Les principes organiques non azotés ou aliments respiratoires, le sucre, la gomme, le mucilage, etc., auxquels nous ajouterons les acides libres;

3° Les principes inorganiques, c'est-à-dire les sels et l'eau.

1° Les principes organiques azotés sont représentés par l'*albumine*. Chacun connaît le rôle physiologique important de ce principe plastique des aliments, qui sert à la formation et au maintien du sang et des tissus vivants. Sa proportion dans le jus de raisin, en moyenne de $1\ ^1/_2$ pour cent, est faible sans doute, mais entre néanmoins pour quelque chose dans l'action nutritive des raisins. Si on compare, d'après Fresenius, le contenu en substances azotées des raisins et d'autres fruits avec celui d'un œuf, on obtient les chiffres suivants :

Un œuf, pesant 45 grammes, contient 5 grammes de substance azotée et renferme autant d'azote que

  550 grammes de cerises;
   690 — de raisins;
   970 — de fraises;
  1260 — de pommes;
  2000 — de poires.

La présence de l'albumine dans les raisins doit être d'autant plus mentionnée, que dans le petit-lait, dont l'action physiologique et thérapeutique est si voisine de celle des raisins, il ne doit point se trouver de principe azoté.

Rappelons encore que l'albumine, en sa qualité de substance protéique contient du soufre et du phosphore, ce qui explique la formation de gaz sulphydrique qui a lieu quelquefois pendant la cure de raisins; et, de plus, que c'est encore elle qui produit le ferment, élément indispensable pour la fermentation alcoolique.

2° Parmi les principes organiques non azotés, nous trouvons au premier rang le *sucre*, qui est la partie la plus importante du jus de raisin et sur laquelle on nous permettra, par conséquent, quelques détails. Les chimistes[a] distinguent plusieurs espèces de sucre :

a) Le *sucre de canne* $C^{12} H^{11} O^{11}$, qui a pour caractères distinctifs de cristalliser, de dévier à droite le plan de polarisation, et qui, pour subir la fermentation alcoolique, doit, sous l'influence des ferments, se transformer auparavant en sucre de raisins;

b) Le *sucre des fruits acides*, appelé aussi *sucre incristallisable* (Schleimzucker des Allemands), dont la formule est $C^{12} H^{12} O^{12}$; il se trouve dans les raisins, les groseilles, etc.; c'est une substance qui a l'apparence de la gomme, qui se dissout en grande proportion dans l'eau et dans l'alcool à 33°; elle est facilement fermentescible et dévie à gauche le plan de polarisation. Abandonnée à elle-même, une dissolution sirupeuse de ce sucre laisse déposer des grains cristallins qui constituent la troisième espèce;

c) Le *sucre* dit *de raisins* (Traubenzucker) ou *glycose*, dont la formule est $C^{12} H^{14} O^{14}$; il cristallise et dévie de nouveau à droite le plan de polarisation; il paraît iden-

---

[a] REGNAULT. *Cours élémentaire de chimie*, tome IV, p. 133.

tique avec la substance incristallisable qu'on obtient de l'urine des diabétiques, identique aussi, mais au point de vue chimique seulement, avec le sucre qu'on extrait du parenchyme du foie. Ce dernier en diffère en ce que, dans le système vasculaire des animaux, il se décompose, dit-on, plus facilement[1].

Pour être parfaitement exact, le sucre, tel qu'il existe dans les raisins, n'est pas un être simple; il se compose de deux parties : l'une solide, la glycose, l'autre liquide, la chylariose[2] (de Soubeiran).

La puissance sucrante du sucre de raisin est deux fois et demie à trois fois plus faible que celle du sucre de canne.

La glycose a une grande importance physiologique, car c'est sous cette forme que se métamorphosent la cellulose, la dextrine, les féculents, en un mot les hydrates

---

[1] LONGET. *Traité de Physiologie*, tome i, p 60.

[2] Toutes deux, chose bizarre, ont la même composition, les mêmes formules, c'est-à-dire : séchées à 100 degrés, $C^{12} H^{14} O^{14}$; séchées à 120 degrés, $C^{12} H^{12} O^{12}$, — mais n'ont pas les mêmes propriétés. La première ou glycose a les propriétés du sucre de raisin, cristallise et dévie à droite les rayons lumineux; la seconde ou chylariose a les propriétés du sucre des fruits acides, ne cristallise pas et dévie à gauche les rayons. Cette exposition, empruntée à Maumené (ouvr. cité, p. 80), se rapporte avec l'observation de Schneider et de Schmitt, qui distinguent deux espèces de sucre dans le jus des raisins : le Traubenzucker, qui aurait des propriétés constipantes, et le Schleimzucker, qui aurait des propriétés analogues à celles de la manne. Le premier se trouverait en plus grande quantité dans le Riessling et le Bourguignon, le second dans le chasselas, le Salvagnin blanc et le Alben; mais ainsi cette classification des raisins ne correspond plus à celle que j'ai indiquée plus haut. Cela prouve combien il serait important d'avoir des analyses comparatives complètes et nombreuses.

de carbone ou aliments hydrocarbonés. C'est encore sous cette forme qu'ils se présentent à l'absorption. C'est à Cl. Bernard que revient la gloire d'avoir découvert, en 1848, que la glycose se formait aussi dans le foie, non-seulement de l'homme, mais de toutes les classes d'animaux qui ont été examinés jusqu'à présent sous ce rapport. Cette fabrication de la glycose par le foie a lieu par la transformation non-seulement des matières amylacées et autres principes non azotés, mais aussi par la transformation des substances protéïques-albuminoïdes. Nous observons ce fait à l'état normal dans toute la grande classe des carnivores. Nous l'observons aussi à l'état morbide chez certains diabétiques, de la nourriture desquels nous excluons toute substance adipogène, sucrée ou amylacée, et dont les urines contiennent néanmoins des quantités notables de sucre. Il est bien prouvé maintenant que c'est dans le foie lui-même que la glycose est formée, car Cl. Bernard, dont les recherches ont été confirmées par Hensen[1], est parvenu à isoler la substance glycogène. La substance glycogène est un amidon et, dans le règne animal comme dans le végétal, l'amidon précède la formation de la glycose et lui donne naissance. Cette formation de glycose s'accompagne d'un fort dégagement de calorique, car d'après Cl. Bernard, c'est dans les veines hépatiques que l'on trouve la plus haute température du corps, soit 41° centigrades. Elle a lieu sous l'influence du système nerveux, ce qui a été prouvé par la célèbre ex-

---

[1] *Ueber die Zuckerbildung in der Leber*. Verh. d. Wurzb. phys. Ges. 1856. Bd. VII, S. 219.

périence dans laquelle on rend les animaux diabétiques, instantanément, soit en faisant une piqûre aux éminences olivaires du quatrième ventricule du cerveau, soit en galvanisant les nerfs de la huitième paire qui se rendent au foie.

La glycose est formée d'éléments d'une grande mobilité. Elle se transforme, sous l'influence du ferment naturel du moût, en alcool et en acide carbonique, dans des proportions à peu près égales. Mais il suffit d'une réaction alcaline, par exemple, pour transformer la glycose en acide lactique. Celui-ci peut se décomposer encore et produire de l'acide acétique, de l'acide butyrique, de l'hydrogène et du gaz acide carbonique. Cette mobilité des éléments de la glycose, si importante au point de vue industriel pour la fabrication des vins, a la plus grande importance physiologique. Elle fait comprendre la facilité avec laquelle cette substance, formée d'abord dans le foie, se décompose de nouveau sous l'influence de la respiration. Ce n'est pas seulement dans les poumons qu'a lieu la combustion de la glycose et sa transformation en eau et en acide carbonique, mais aussi dans tout le système circulatoire, jusque dans les ramifications les plus éloignées des rameaux capillaires.

Le sucre, d'après Schulze [1] est très digestible, vite absorbé, facilement assimilable, produit peu d'excréments; il rend le pouls plus plein, plus fort, sans pour cela l'accélérer. Schulze prétend qu'il augmente la force de la masse

[1] Ouvr. cit. p. 18.

des muscles, mais diminue leur contractilité et ralentit leurs mouvements. Si la quantité de glycose absorbée dépasse les besoins de la respiration, la partie qui n'est pas consumée sert à la formation de la graisse ; de là son nom de substance adipogène, de là aussi la propriété qu'ont les raisins d'engraisser et de produire l'embonpoint. Le sucre, sous l'influence de la salive, se transforme en acide lactique ; celui-ci paraît favoriser la métamorphose des substances albuminoïdes et faciliter l'absorption du contenu de l'intestin. Du reste, le rôle complet et définitif de la glycose sur l'organisme est loin d'être suffisamment connu, mais il résulte de ce qui précède qu'il doit être très important, et, par conséquent, que la cure de raisins, par la quantité de sucre qu'elle introduit directement, doit avoir une grande influence sur toutes les fonctions de l'économie.

Comme dernière remarque, rappelons, avec Moleschott[1], que le sucre vaut infiniment mieux que sa réputation, et que le préjugé qui lui attribue une influence funeste sur les dents, est réfuté par l'expérience et la science. En effet, aux colonies occidentales, les dents des nègres, qui font une consommation extraordinaire de sucre, sont d'une blancheur éclatante. Ensuite l'acide lactique, formé sous l'influence de la salive, comme nous l'avons dit plus haut, en décomposant les sels de chaux contenus dans les aliments, fournit la base nécessaire pour former le phosphate de chaux, qui est la principale substance des dents et des

[1] MOLESCHOTT. *Physiologie der Nahrungsmittel.* Giessen 1859.
De l'alimentation et du régime, traduction de FLOCON, page 202.

os. Ainsi donc ne refusons pas le sucre aux enfants, qui en sont si friands, et donnons-le aussi aux personnes épuisées et aux convalescents, car ici l'instinct est d'accord avec la physiologie.

Parmi les principes hydrocarbonés contenus dans le jus de raisin, nous trouvons encore de la *gomme*, du *mucilage* et des traces de *pectine* avec de la *cellulose*. Ces principes ne sont pas ici en quantité assez grande pour jouer, comme aliment respiratoire, un rôle bien important dans la cure de raisins. Néanmoins, ils ont une certaine valeur, soit en eux-mêmes, soit parce qu'ils servent de véhicule aux acides organiques, forment la chair du raisin et donnent à son contenu liquide la consistance sirupeuse et gélatiniforme. Ils peuvent, du reste, subir plusieurs transformations très intéressantes, mais qui ne rentrent pas dans notre étude.

Dans ce groupe, nous trouvons encore les *acides végétaux libres*, c'est-à-dire des composés chimiques dans lesquels l'oxigène est à l'hydrogène dans une proportion plus forte que dans l'eau. Ces acides, au nombre de quatre, entrent, réunis ensemble, de 3 à 8 pour mille dans le jus de raisin. Ils ont chacun le goût caractéristique du fruit qui leur donne leur nom, et, à part certaines nuances dans leur action, ils ont tous les quatre des propriétés analogues. Ils sont rafraîchissants, antiphlogistiques, ils calment la soif, diminuent la chaleur fébrile et tempèrent une action vasculaire excessive. Ils modèrent une transpiration cutanée exagérée et peut-être aussi une sécrétion trop abondante de la bile. Ils sont diurétiques, et, à plus fortes doses, purgatifs. Parmi les maladies dans lesquelles on les a recommandés, citons les affections du foie, et de plus la dyssenterie et la diarrhée, où ils ont, en apparence, des propriétés astringentes.

3° Parmi les principes inorganiques, nous comptons ici tous les *sels* contenus dans le jus de raisins, en y comprenant aussi ceux qui ont un acide organique; car les sels à acides organiques se transforment en carbonates toutes les fois qu'on les chauffe au rouge; et, comme le remarque Constantin James[1], les expériences de Wochler et Millon ont parfaitement démontré que les acides organiques des sels du raisin se brûlent et se détruisent dans l'économie, en laissant pour résidu des carbonates alcalins. Ceux-ci sont évacués par l'urine et lui donnent, du moins pendant les premiers jours, la réaction alcaline qu'on observe lorsqu'on fait usage des raisins ou d'autres fruits acides. C'est en raison de cette propriété que le professeur Chelius[2] recommande l'usage des cerises, des fraises et d'autres fruits dans le traitement de la gravelle et de la pierre.

Ces sels sont très nombreux, ils entrent pour quatre pour mille dans le jus du raisin et font de celui-ci une véritable eau minérale. Si, comme le remarque Lersch[3], le jus du raisin ne contient pas d'acide carbonique,

[1] Constantin James. Ouvr. cit. p. 341.
[2] Chelius. *Handbuch der Chirurgie,* tom. II, p. 291.
[3] Lersch. Ouvr cit. p. 1173.

comme les eaux minérales acidulées, il contient du sucre
et de l'acide tartrique qui, par leur décomposition dans le
sang, forment de l'acide carbonique. Le jus de raisin a
beaucoup d'acide phosphorique et de potasse, qui, ordinairement, ne se trouvent qu'en faible proportion dans les
eaux minérales. Pour justifier cette comparaison du jus
de raisin avec une eau minérale, je mets ici en parallèle
trois tableaux empruntés à Lersch.

Le premier donne la moyenne de deux analyses du
moût d'après Walz.

Le second, la moyenne de deux analyses du moût
d'après Crasso.

Le troisième donne la composition de l'eau minérale de
Geilnau.

SUR 100000 PARTIES	N° 1. MOUT WALZ.	N° 2. MOUT CRASSO.	N° 3. GEILNAU.
Acide chlorydrique . .	3,	2,5	3,875
Magnésie.	47,	14,6	14,
Chaux	107,	10,	14,6
Soude	138,	4,7	50,8
Potasse	100,	232,	traces?
Acide phosphorique . .	35,	54,4	1,95
Acide sulfurique . . .	3,5	16,	1,24
Acide fluorique. . . .	67,	6,5	1,434
Oxyde de fer	32-93	1,	1,29
Alumine	12,	0,	traces?

On voit, d'après les tableaux ci-dessus, combien le jus
de raisin est plus riche en principes minéraux que l'eau
minérale. — Mais l'on voit aussi l'immense différence qui
peut exister entre diverses espèces de moût, relativement

à la quantité de ces mêmes éléments minéraux qu'ils contiennent. — Cette différence, qui est surtout frappante pour la chaux, la soude, la potasse et le fer, dépend surtout de la nature du terrain auquel la plante a emprunté ces principes, puis ensuite de la fumure[1]. Elle exerce nécessairement une grande influence sur l'action physiologique des raisins et est probablement une des causes des nuances d'opinion des médecins de diverses localités, relativement à l'effet de la cure. Le rôle de chacun de ces principes est d'ailleurs trop connu pour que je puisse m'y étendre ici ; leur nom seul suffit pour rappeler leurs propriétés physiologiques.

Pour terminer l'examen des différentes parties du moût, il me reste à mentionner l'*eau*, qui tient en dissolution, avec les principes minéralisateurs inorganiques, une partie des principes organiques, et en suspension les principes organiques qu'elle n'a pu dissoudre. Chargée de ces

---

[1] L'Académie de médecine, dans sa séance du 27 février passé, a nommé une commission, composée de MM. Brongniart, Andral et Decaisne, pour faire rapport sur une Note de M. CHAMPOUILLON *sur les moyens d'améliorer par la culture les vertus de quelques plantes médicinales*. Tout le monde sait que le fraisier et son fruit, le raisin et le vin blanc, jouissent à divers degrés du pouvoir de solliciter la sécrétion urinaire ; certains sels, l'azotate et l'acétate de potasse surtout, ajoutent encore à cette propriété. Ces substances minérales existent comme éléments naturels dans la composition de quelques végétaux, mais le mode de culture en renforce ou en diminue la proportion. L'auteur s'est assuré, par des expériences nombreuses, qu'il était possible d'augmenter la richesse saline, et conséquemment l'action diurétique de ces plantes, en les alimentant avec de l'azotate de potasse. Il rapporte deux faits qui établissent que les diurétiques administrés de cette manière ont une prompte efficacité sur les hydropisies. (*Gazette hebdomadaire de médecine*, etc., du 16 mars 1860.)

nombreux éléments, emprisonnée dans une trame cellu-
laire délicate, elle est enfermée par la pellicule du grain.

Entrant pour environ **80** pour cent dans le jus du raisin, l'eau rend possible l'absorption de ses principes, pénètre
dans le torrent circulatoire et reparaît plus tard dans les
diverses sécrétions excrémentielles.

Quant aux principes odorants et au tannin, leurs propriétés physiologiques, bien connues, doivent entrer en
ligne de compte, quand on étudie l'action des raisins. En
effet, quoique le moût ne les contienne pas, ou du moins
ne les contienne qu'en très petite quantité, il s'en ab-
sorbe néanmoins, durant la cure, lorsqu'on avale ou simplement qu'on suce quelques gousses et quelques pepins.

Ces principes se développent donc dans l'estomac et les
intestins comme ils apparaissent encore plus développés
dans le vin après la fermentation. Et comme, en définitive, le jus de raisin est avant tout destiné à la fermentation alcoolique, on peut se demander s'il ne subit pas déjà
cette fermentation à un certain degré après son absorption
dans notre organisme, et, si cette transformation n'est pas
pour quelque chose dans son mode d'action. Si c'est le cas,
il est utile de connaître les nouveaux principes qui se forment sous l'influence de la fermentation et qu'on trouve
dans le vin. C'est pour cela que je donne, d'après Maumené [1] le tableau de la composition générale et moyenne
des vins.

[1] MAUMENÉ. Ouvr. cit. p. 135.

COMPOSITION GÉNÉRALE ET MOYENNE DES VINS.

			Grammes.	
Eau . . . . 9 volumes ou			900	891
Alcool de vin (absolu ou pur) F(1) 1 —			80	79

CORPS NEUTRES (2)

Autres alcools (butyrique, amylique, etc.) F.
Aldéhyde (plusieurs?) . . . . F.
Éthers (acétique, butyrique, œnantique, etc.),
  contribuant surtout au bouquet . . . . . F.
Huiles essentielles (plusieurs). . . . .
Sucre de raisin (glycose et chylariose). . . . .
Mannite. . . . . · F.
Mucilage, gomme, dextrine. . . . .
Pectine . . . .
Matières colorantes (œnocyanine). . . . . . .
— grasses (et cire?) . . . .
— azotées (albumine, gliadine, etc.) *ferments* . . . .

Sels.

Végétaux.
Tartrate acide de potasse (6 grammes au maximum)
Tartrate neutre de chaux. .
— — d'ammoniaque . . . .
Tartrate acide d'alumine (simple ou avec potasse).
Tartrate acide de fer (simple ou avec potasse). . .
Racémates . . . .
Acétates, propionates, butyrates, lactates, etc. F.

Minéraux.
Sulfates . .
Azotates . .
Phosphates.
Silicates . .
Chlorures .
Bromures .
Iodures . .
Fluorures .
à base de : Potasse . . . Soude. . . . Chaux. . . . Magnésie . . Alumine. . . Oxide de fer. Ammoniaque

(Sels : 20 / 30)

ACIDES LIBRES.

Carbonique (2 grammes au maximum). . . . .
Tartrique et racémique. . . . .
Malique . . . .
Citrique . . · . . . .
Tannique. . . . .
Métapectique . . . . F.
Acétique . . . . F.
Lactique . . . . F.
Butyrique. . . . . F.
Valérique? . . . . F.

1000 1000

(1) Tous les corps marqués d'un F sont produits par la fermentation, les autres viennent de la vigne.
(2) Ou pouvant être considérés comme tels.

CHAPITRE CINQUIÈME.

De l'action physiologique des raisins.

Les raisins, comme nous venons de le voir, contiennent un grand nombre de principes divers; ces principes, dont plusieurs ont un effet physiologique souvent opposé, sont eux-mêmes combinés dans des proportions qui ne sont pas constantes; il en résulte que l'action du raisin doit être très complexe et ne peut être toujours la même. Aussi n'est-il pas étonnant de trouver chez les auteurs qui ont écrit sur la cure de raisins, des appréciations assez différentes de leur mode d'action. Les uns les appellent adoucissants, tempérants, rafraîchissants, antiphlogistiques, et, s'occupant surtout de leurs propriétés laxatives, diurétiques et altérantes, les considèrent comme un moyen fondant et résolutif, tandis que d'autres font ressortir surtout leur action nourrissante, analeptique, tonique et même stimulante. C'est qu'en réalité, ils peuvent avoir tous ces divers effets physiologiques. Indépendamment de la différence d'action motivée par une différence de composition chimique, pour les raisins comme pour tout autre médicament, la disposition individuelle d'un côté, et l'état pathologique de l'autre, doivent entrer en ligne de compte.

Voici ce que j'ai observé sur les personnes qui font la cure avec nos raisins du canton de Vaud.

Pour ce qui regarde les organes digestifs, les raisins mangés frais le matin produisent souvent, dans les premiers jours de la cure, des selles plus fréquentes et plus liquides. Cependant cet effet apéritif ou purgatif n'est point du tout constant; suivant les années, au lieu d'être la règle, il est tout-à-fait l'exception. Cela a été le cas, par exemple, en 1858 et 1859. Sur dix personnes, une tout au plus éprouvait un effet vraiment purgatif, tandis que presque toutes les autres étaient plutôt constipées. Ces deux années ont produit un vin excellent; l'analyse y démontrait une forte proportion de sucre et une quantité relativement faible d'acide. C'est en général dans de pareilles années que les raisins échauffent, comme on le dit vulgairement, tandis que, dans les années qui produisent un vin médiocre ou mauvais, l'effet purgatif est beaucoup plus prononcé. Il faudrait posséder des analyses comparatives du jus de raisins de plusieurs années différentes au point de vue de la qualité du vin, pour pouvoir dire d'une manière positive à la prédominance de quel principe on doit attribuer cette différence d'action. Il serait aussi très intéressant d'avoir une analyse complète de raisins d'espèces différentes, et de raisins crûs dans divers sols.

J'ai indiqué plus haut, comme servant à la cure, les

raisins fendants et les raisins non-fendants. Voici en quoi leur action diffère. Les premiers pèsent quelquefois à l'estomac, produisent souvent des renvois nidoreux, des vents, de la constipation; il semblerait, d'après cela, qu'ils doivent contenir plus d'albumine, ce qui expliquerait ce dégagement de gaz sulphydrique. Les seconds sont plus faciles à digérer, mais, en revanche, ils causent plus souvent des coliques, de la diarrhée, des aphtes, des excoriations de la langue et de l'anus. Du reste, au bout de quelques jours et lorsque la cure réussit, le nombre des selles se régularise; il peut varier de une à cinq par jour. C'est ainsi qu'on voit des personnes qui souffraient habituellement de constipation et qui n'avaient de selles qu'au moyen de purgatifs, même de drastiques, obtenir tous les jours des évacuations faciles et bien fournies, et éprouver un grand sentiment de bien-être.

De plus, les raisins, toujours dans les cas où ils conviennent, augmentent l'appétit, facilitent la digestion, dissipent les flatuosités, activent la sécrétion biliaire, la circulation de la veine porte, ainsi que le mouvement péristaltique de l'intestin. Ils finissent par exercer une action tonique sur toute la longueur du tube digestif. C'est ainsi qu'ils arrêtent les diarrhées dépendant d'un état de faiblesse, et que leur action sur le tube digestif, en apparence contradictoire, s'explique physiologiquement.

L'action des raisins sur les organes digestifs s'accompagne quelquefois, surtout dans les premiers jours de la cure, d'une certaine excitation de la circulation. Alors le pouls devient plus fréquent et plus plein, la figure se colore, il se produit des congestions à la tête, même aussi, chez les individus irritables, des palpitations, des épistaxis et des hémoptysies; la muqueuse pulmonaire stimulée sécrète davantage, la toux augmente. Cette excitation physique peut s'étendre au moral; les malades deviennent inquiets, et leur sommeil, agité. Mais ces symptômes, effets immédiats de la cure, et que le changement de vie contribue aussi à produire, ne tardent pas à se dissiper. La circulation se régularise, le système nerveux se calme, l'irritation des muqueuses des organes digestifs et pulmonaires se dissipe, et l'on voit alors se produire les effets de la cure, sur l'absorption, la nutrition, la métamorphose organique et les diverses sécrétions.

Sur les reins, les raisins ont une action bien plus constante que sur les intestins. La sécrétion urinaire est toujours augmentée, évidemment un peu moins lorsqu'il se produit de la diarrhée, mais elle l'est dans tous les cas, et cela proportionnellement à la quantité de raisins absorbée, et par conséquent à la quantité d'eau qui se trouve ainsi ingérée. Car, en tenant aussi compte soit de la portion qui est excrétée par la transpiration cutanée, et qui est en raison directe de l'exercice que prennent les malades, soit de celle qui reste dans le sang, c'est toujours par les reins qu'a lieu l'expulsion de la plus grande quantité de cette eau. De plus, les acides et les sels, surtout ceux de potasse, qui, comme nous l'avons vu, s'y trouvent dissous pour un chiffre très fort, donnent aux raisins une action diurétique incontestable. Mais est-ce à eux seuls, dans la cure de raisins, que cette action diurétique doit être rapportée, ou doivent-ils la partager avec la glycose?

Cette dernière opinion est celle de M. Ewald Wolff[1]. Il prétend qu'il se passe dans la cure de raisins quelque chose d'analogue à ce qui a lieu dans le diabète, et que « la glycose, introduite en grande quantité dans le sang, agit comme diurétique et excite la sécrétion des reins d'une manière douce, mais sans provoquer d'hypérémie dans les organes. » Cette opinion est en opposition avec les travaux de Cl. Bernard, sur lesquels M. Fauconneau Dufresne[2], dans un mémoire fort intéressant « sur l'influence du système nerveux dans la production du diabète, » s'est appuyé pour donner une théorie de cette maladie. D'après lui, les matières sucrées et les matières féculentes de nos aliments qui se convertissent en sucre dans l'intestin, sont absorbées par les radicules des veines, transportées dans le foie à travers la veine porte, et changées dans cet organe en une sorte de substance émulsive, matière amidonnée animale ou glycogène. Cette substance glycogène se transforme en glycose; celle-ci se dépose dans les trois organes principaux, qui souffrent le plus dans le diabète, savoir : les poumons, la peau et le système musculaire. Les produits lents de sa décomposition servent à la transpiration pulmonaire et cutanée, ainsi qu'à la nutrition. Ce travail glycogénique a lieu sous l'in-

----

[1] Ouvrage cité, p. 13.
[2] *Gazette hebdomadaire,* 1860, n° 9.

fluence réunie et coordonnée du système cérébro-spinal et du grand sympathique. Le premier a une action momentanée, il préside aux sécrétions actives; il est essentiellement désassimilateur; le grand sympathique a une action continue; c'est sous son influence que la nutrition a lieu. Dans le diabète, l'équilibre d'action de ces deux sources d'influx nerveux est rompu, la première l'emportant sur la seconde, la matière glycogène se change trop rapidement en sucre, les produits lents de sa décomposition n'entrent plus dans l'économie pour y être détruits ou pour servir à sa nutrition. Chez les diabétiques, les aliments saccharoïdes ou amylacés paraissent être un excitant du foie, car, avec leur ingestion, nous voyons augmenter la quantité de sucre dans les urines. Mais dans l'état normal, le sucre des aliments *ne s'ajoute pas*, à l'état de sucre, au sucre hépatique, car il n'y en a pas plus au delà du foie que si l'alimentation eût été exclusivement de nature animale. Aussi, pour que l'opinion de M. Ewald fût juste, il faudrait que les personnes qui font la cure de raisins offrissent les symptômes des diabétiques et qu'on trouvât du sucre dans leurs urines. Je n'en ai point trouvé jusqu'ici, mais mes recherches ont été faites d'une manière trop incomplète pour que je puisse rien affirmer de positif à cet égard, quelle que soit l'idée que je puisse avoir *a priori*.

L'étude que nous avons faite des divers éléments des raisins au point de vue chimique, nous faisait déjà pressentir que la cure de raisins devait amener des modifications importantes dans le sang et partant dans la nutrition et dans toute la métamorphose organique.

Voici ce que dit Payen à cet égard[1] :

« Les fruits mûrs peuvent, sans aucun doute, exercer une favorable influence sur la santé des hommes en contribuant à varier et à rendre plus agréable leur nourriture, en introduisant d'ailleurs des principes sucrés, aromatiques, azotés et salins dans leurs rations alimentaires. Mais ces diverses substances, réparties en faibles proportions dans les sucs et les tissus, accompagnées toujours de produits acides et de ferments, offrent des inconvénients réels lorsque l'on veut, bien à tort, faire servir les fruits à remplacer une grande partie, quelquefois même presque la totalité de la nourriture habituelle.

On se trouve alors conduit à ingérer un volume considérable de ces aliments aqueux et plus ou moins acides, pour atteindre l'équivalent nutritif indispensable. L'excès d'eau concourt, dans ce cas, avec l'acidité, et la disposition à fermenter, la qualité indigeste des tissus végétaux, même les plus faibles, à fatiguer les organes digestifs. Les substances solides azotées (la viande ou ses congénères) et les aliments farineux manquent pour utiliser le suc gastrique, les agents de la digestion des matières amylacées et ceux qui sont propres à la digestion des substances grasses.

Ainsi donc il y a trouble dans l'économie, par suite du défaut d'aliments solides azotés, gras et féculents ; de l'ex-

---

[1] PAYEN. *Des substances alimentaires,* 3e édit. Paris, 1856, p. 193.

cès des agents naturels de l'organisme destinés à effectuer la désagrégation, l'émulsion et la dissolution de ces aliments ; enfin d'un excès d'aliments aqueux n'offrant que des qualités alimentaires insuffisantes. Telles sont les causes principales des désordres que l'on observe si généralement dans les fonctions digestives durant la saison des fruits. De là ces dictons populaires répandus dans les campagnes, où les habitants comptent sur le retour de la saison des fruits pour être purgés spontanément. Les fruits mangés *verts* ou avant leur maturité aggravent tous ces inconvénients.

Malheureusement, ces sortes de purgations, souvent intempestives ou trop répétées, diminuent les forces et affaiblissent la santé des populations.

Des faits nombreux ne laissent aucun doute sur ce point. Nous en citerons un entre autres.

Dans plusieurs localités viticoles de la Côte-d'Or, on avait l'habitude de limiter la nourriture des vendangeurs à un peu de soupe et de pain, supposant qu'ils trouveraient un ample et économique complément dans le raisin, qu'ils consommaient à discrétion.

On s'aperçut enfin que ce régime alimentaire était insuffisant pour soutenir leurs forces et ne leur permettait d'accomplir que peu de travail. On essaya d'ajouter une ration convenable de viande, et bientôt il fut constaté que, sous l'influence d'une alimentation plus complète et moins volumineuse, leur travail produisait davantage et réalisait une véritable économie. »

J'ai cité exprès ce passage un peu long pour montrer

que, loin de recommander les raisins comme une panacée
universelle, je ne me dissimule point les inconvénients
qui peuvent résulter de leur usage trop prolongé et exclusif. Il n'est point pour moi la condamnation des cures de
raisins, mais il doit nous faire faire des réflexions, et
nous tenir en garde contre toute exagération dans l'emploi
d'un moyen utile, lorsqu'il est appliqué avec intelligence.
Il nous fournit aussi des indications sur le régime que
doivent suivre les personnes qui font la cure. Ensuite il
est bien évident que les raisins, comme tout moyen thérapeutique, s'appliquent à des états pathologiques, que
ces états pathologiques doivent être modifiés justement
par la diminution de certains principes et la prédominance
d'autres, et cela dans une proportion qui serait préjudicia-
ble dans l'état de santé. C'est ce qui constitue l'efficacité
de la cure. Sous ce rapport, la cure des raisins se rapproche de ce qu'on appelle en allemand : *die Hungerkur* et
die Wasserkur, un traitement par la faim et par l'eau. On
veut obtenir une action altérante profonde : ce sont les
cas dans lesquels on fait la cure, en quelque sorte, à haute
dose, en observant un régime sévère et en choisissant plutôt des raisins moins sucrés et moins succulents; aussi les
malades peuvent-ils en être très éprouvés.

Au lieu de cette action altérante, fondante et résolutive,
on peut, en plaçant les malades dans des conditions oppo-
sées, obtenir de la cure de raisins une action très différente; je veux parler de l'action nutritive, tonique et
même stimulante. Rien n'est plus fréquent que de voir,
après quelque temps de cure, les malades engraisser et

nous nous rappelons alors ce fait physiologique de la transformation en graisse de la partie de glycose qui n'est
pas détruite par le poumon. Du reste, c'est un des effets de la cure que l'on ne doit désirer que dans une
certaine mesure et qui doit être combattu par les promenades, l'exercice musculaire et la vie en plein air. Les
malades non-seulement engraissent, mais acquièrent de
l'embonpoint, ce qui comprend aussi un accroissement
des chairs et ce qui témoigne de la bonne influence des
raisins sur les organes digestifs. Les raisins sont donc véritablement un aliment. Le Dr Cullen les considère comme
le plus nourrissant de tous les fruits d'été [1]. Dans certaines
années, c'est surtout leur action nutritive et tonique qui
est en première ligne et leur action résolutive et laxative
sur l'arrière-plan. Je l'ai déjà dit plus haut et si j'y reviens
ici, c'est parce que, sans le méconnaître tout à fait, quelques médecins allemands n'accordent aux premiers de ces
effets que peu d'importance et insistent surtout sur les seconds; et que les malades sont souvent étonnés de ne pas
obtenir de la cure l'effet qu'on leur avait annoncé.

Wolff, qui insiste sur les qualités résolutives des raisins,
réside à Grünberg en Silésie. Or, il est évident que les raisins de ce vignoble, qui peuvent même, suivant le but
physiologique qu'on se propose, être préférables à d'autres, doivent, au point de vue des quantités relatives de
leurs divers éléments, différer des raisins provenant de vi-

---

[1] « Grapes which contain a large quantity of sugar are, if taken
without their husks, the safest and most nutritive of summer fruits. »
Cullen, *Mater. medic.* p. 253.

gnobles plus méridionaux. Schmidt, Schweich, et d'autres monographes, qui observent les effets des raisins sur les bords du Rhin, outre l'action résolutive, commencent déjà à y reconnaître une action tonique. Celle-ci se prononce davantage dans les raisins du bord du Léman et s'exagère en quelque sorte dans ceux du sud de l'Europe [1].

Nous retrouvons donc comme modifiant l'action physiologique des raisins les mêmes circonstances qui ont influé sur leur composition chimique, années, degré de maturité, espèce différente de plant, nature du sol, etc. — Je

[1] Je trouve dans l'ouvrage du D‍r Carrière, p. 145, le passage suivant, qui n'est point en contradiction avec celui cité plus haut de Payen, mais qui prouve l'influence de la latitude sur la valeur nutritive des raisins. « L'engraissement par le raisin mûr est un effet qui n'est ignoré de personne sur les territoires de vignobles. Dès que commence la maturation, les convalescents, les maigres reçoivent à cette époque, qui est un temps de fête dans les campagnes du midi, ce bon conseil de tout le monde : « Allez aux vignes le matin, et mangez du raisin frais. » Les résultats de ce régime excellent sont toujours favorables. Dans ces pays d'abondance et d'hospitalité, où les fruits de la terre n'ont pas de prix, car ils se donnent pour rien, jusqu'à ce que la spéculation, qui pénètre partout, vienne en priver les pauvres, le propriétaire ne marchande pas le raisin à celui qui ne peut le payer. Aussi la cure s'y pratique en grand, pendant la saison, et les malheureux y puisent un peu de force de résistance à opposer aux dures épreuves de l'hiver. Un de mes amis, médecin distingué, le docteur Cardona, attaché à la famille royale d'Espagne, m'a raconté qu'il avait pu faire souvent les mêmes observations, pendant qu'il pratiquait la médecine à Olios, dans la province de Tolède, et au milieu des vignobles qui fournissent un vin analogue au Val de Penas. Pour préserver les vignes de visites trop indiscrètes, les propriétaires de ce pays y placent, dès que le raisin commence à mûrir, des gardiens tirés, en général, de la classe la plus malheureuse : ceux-ci n'en sortent pas jusqu'au jour des vendanges. Ils y vivent du peu de pain qu'on leur apporte ; le reste de la nourriture se compose à peu près du fruit qu'ils ont sous la main. Ils descendent des coteaux dépouillés, hauts en couleur, le pouls plein, en possession de leurs forces, et dotés d'un embonpoint raisonnable. »

ne veux par reprendre en détail tous ces différents facteurs, ni exposer les conséquences pratiques qui en découl-
lent; je me bornerai à citer un des cas que je trouve
parmi mes notes.

Mme M....., jeune dame américaine, affectée d'un état
nerveux et de constipation, avait commencé une cure de
raisins, à Lausanne, vers la fin de septembre, avec des
raisins Clairette. Au bout de peu de jours elle dut cesser,
à cause de la diarrhée intense que ces raisins lui occasion-
naient. Mme M..... vint à Vevey, reprit sa cure au milieu
d'octobre, avec des raisins fendants très mûrs et vit sa
diarrhée s'arrêter, ses selles se régulariser, son état s'a-
méliorer singulièrement, et cela grâce au changement
de raisins, joint aussi, il faut le dire, à un régime et à un
genre de vie plus appropriés à sa constitution.

En effet, il ne faut pas oublier le concours que les adjuvants hygiéniques apportent à la cure et la part qu'ils
ont dans son effet définitif. Car si, par leur contenu en
sucre et en substance protéïque, les raisins ont une
valeur nutritive, est-ce que la petite quantité de fer qu'ils
renferment et qui est, comme le dit Trousseau, le seul
médicament tonique, suffirait pour les faire classer parmi
les toniques reconstituants [1] ?

---

[1] Carrière, p. 213, insiste sur l'influence qu'exerce la proportion de
fer contenu dans le sol des différents vignobles, sur les qualités toniques
et vivifiantes des raisins. Le sol de l'Alsace, qui appartient à la vallée
du Rhin, contient seulement le tiers du fer contenu dans le sol des
vignobles appartenant à la vallée du Rhône. Outre une moins grande
quantité de sucre, ce serait une plus faible proportion de fer qui distin-
guerait les raisins allemands des raisins du midi de la France.

A ce point de vue-là, et pour suivre cet auteur dans sa division, nous devrions dire que les raisins sont des toniques astringents par leur tannin et des toniques névrostheniques pas l'action stimulante qu'ils exercent, soit au moyen de leurs principes aromatiques immédiats, soit par l'effet des nouveaux principes développés par la fermentation.

L'action physiologique des raisins pourrait encore être étudiée au point de vue : 1° des tempéraments; 2° des constitutions; 3° du sexe; 4° de l'âge, etc.; mais les combinaisons qui peuvent résulter de ces différents facteurs joints aux différents modes d'action des raisins, suivant les circonstances, sont si nombreuses que leur exposition serait très longue et très difficile, le tout reposant sur des nuances. Je me bornerai donc, relativement aux deux premiers points, à en dire un mot à propos des indications générales de la cure.

Quant au sexe, les hommes m'ont paru, en général, supporter mieux la cure que les femmes.

Quant à l'âge, ce sont les enfants incontestablement qui supportent le moins les raisins. Quelques auteurs leur interdisent même complétement la cure, et je crois, en effet, qu'elle ne peut se faire que d'une manière exceptionnelle et en la surveillant de très près. J'expose, du reste, plus loin tous les accidents qu'elle peut entraîner chez eux.

Je ne puis terminer ce chapitre sans dire un mot de la cure de petit-lait et sans rappeler combien elle a d'analogie avec la cure de raisins. Primitivement je voulais traiter de ces deux cures en même temps, car ce sont deux chapitres qui se suivent, non-seulement dans les ouvrages allemands de matière médicale et de balnéographie, mais aussi dans l'ordre logique et naturel des choses. Le temps m'a manqué pour cela, en sorte que, renvoyant aux ouvrages cités ci-dessous [1], parmi lesquels celui du Dr Beneke occupe incontestablement la première place, je me borne aujourd'hui aux observations suivantes :

Le petit-lait ressemble beaucoup au raisin pour la composition chimique. Voici un tableau emprunté à Falk [2], qui donne la composition des trois espèces de petit-lait :

SUR 100 PARTIES :	BREBIS.	VACHE.	CHÈVRE.
Eau	91,960	93,264	93,380
Albumine coagulée	2,130	1,080	1,140
Sucre de lait	5,070	5,100	4,530
Graisse	0,252	0,116	0,372
Sels et extractif	0,588	0,440	0,578
	100,000	100,000	100,000

[1] Dr F. W. BENEKE, *Die Rationalität der Molkenkuren*, Hannover, 1853.
Dr MICHAEL KARNER, *Uber Stahlquellen, Molken und climatische Einflüsse,* Prag, 1858.
EDUARD PERLE, *Die Molken und ihre Heilkraft,* Berlin, 1858.
Dr C. J. FALK, *Die Molken in Ober-Salzbrunn in Schlesien,* Breslau, März 1859.
HELLFT, voyez les deux ouvrages cités dans la Bibliographie, de même LERSCH, dans l'ouvrage cité au même endroit, donne un chapitre en apparence court, mais très condensé, sur la cure de petit-lait. On y trouve indiqués une partie des ouvrages innombrables qui ont été écrits sur ce sujet.

[2] FALK, ouvr. cité, p. 34.

Le petit-lait contient donc plus d'eau que le raisin et plutôt moins d'albumine; il contient de plus que lui de la graisse, mais, en revanche, décidément beaucoup moins de sucre. Le sucre de lait [1] a pour formule $C^{24} H^{24} O^{24}$; il cristallise, il dévie à droite le plan de polarisation, il ne subit la fermentation alcoolique qu'après avoir été transformé en sucre de raisin par les acides; son caractère essentiel est de se transformer en acide oxalique et mucique, sous l'influence de l'acide azotique; il est beaucoup moins soluble, soit dans l'eau, soit dans l'alcool, que le sucre de raisin, il a une saveur beaucoup moins sucrée, il est plus rafraîchissant.

Quant aux sels du petit-lait, ce sont ceux que l'on trouve déjà dans le lait; les sucs sont solubles, tels que les chlorures de potassium et de sodium, les phosphates de potasse et de soude; les autres sont insolubles, ainsi les phosphates de chaux, d'aluminium, de magnésie et d'oxide de fer.

Le petit-lait a une pesanteur spécifique inférieure à celle du jus de raisin; elle varie de 1,025 à 1,35 au lieu de 1,070; pour être bon il doit être neutre, tandis que le jus de raisin est toujours acide. Le petit-lait, en tenant compte des trois variétés ci-dessus, est toujours plus semblable à lui-même, dans les différents pays, que le raisin, en sorte que ses effets physiologiques sont aussi plus constants. Les auteurs cités les résument en disant que le petit-lait est purgatif, diurétique et diaphorétique, altérant

---

[1] REGNAULT, ouvr. cité, p. 465.

et légèrement nourrissant. Comparé au raisin, au point de vue de l'action, il est plus laxatif, plus antiphlogistique, mais en revanche moins nourrissant et moins tonique. On comprend, d'après cela, les différences qui en découlent pour l'emploi thérapeutique et dans le détail desquelles je ne veux pas entrer. Il peut s'employer dans les maladies aiguës et constituer à lui seul, dans bien des cas, un traitement, ce qui n'a guère lieu pour le raisin. On peut l'avoir toute l'année et dans ce moment (fin mars) j'ai, à Vevey, une douzaine de malades qui, pour des affections catarrhales des bronches et du tube digestif, ne font pas d'autre traitement. Il s'emploie aussi à l'extérieur, ce qui n'est pas le cas pour le raisin, à moins qu'on ne veuille mettre en avant les bains de marc. Mais ici nous retrouverions en quelque sorte exagérée et poussée à ses dernières limites la différence d'action du petit-lait et du raisin, car les bains de petit-lait sont un sédatif puissant (ils peuvent, d'après Nipce, faire baisser le pouls jusqu'à 34 pulsations par minute[1]); les bains de marc de raisin ont des effets tout à fait opposés.

Puisque j'ai mentionné les bains de marc, qu'on me permette d'ajouter quelque chose sur ce moyen, qui a une action physiologique puissante et une valeur thérapeutique précieuse.

Lersch[2], dont l'immense érudition ne laisse rien en arrière, cite, parmi les médecins qui les recommandent, les noms de Solenander, Bonet, Rivière, Borelli. Bonet dit de

---

[1] LERSCH, ouvr. cité, p. 1178.

[2] LERSCH, ouvr. cité, pages 591, 587 et 1174.

ce genre de bains : « Je l'ay pratiqué cent fois, il n'y a rien de meilleur sous la chappe du ciel. » Merat [1], dans l'ancien dictionnaire des sciences médicales, a écrit un excellent article sur les bains de marc. Ils agissent comme les toniques diffusibles, en excitant les systèmes musculaires, nerveux et circulatoires. On les emploie avec succès dans les paralysies qui ne procèdent pas d'une affection cérébrale, mais qui sont, par exemple, le résultat d'un refroidissement; ensuite, pour les douleurs anciennes et invétérées, les rhumatismes chroniques, lorsqu'il n'y a pas un état d'irritation marqué, pour les engorgements froids des membres.

Notre célèbre Tissot [2], dont l'esprit pratique ne dédaignait ancune ressource, écrit à son ami, M. de Haller, dans sa lettre sur l'apoplexie : « Un tailleur, échauffé par un voyage d'été, trempé de sueur, traverse un ruisseau avec de l'eau jusqu'aux reins. Il s'ensuivit des douleurs violentes, de la fièvre, de la dysurie, etc., qui nécessitèrent d'abord un traitement antiphlogistique, puis, plus tard, un traitement stimulant destiné à remédier à la faiblesse de vessie et des jambes.

Après bien des semaines, la paralysie des cuisses et des jambes persistant, je voulus essayer l'effet que pourraient produire les bains de marc dans une maladie dont la cause paraissait être autour des parties extérieures. On fit entrer le malade jusqu'au nombril dans le marc. Les quatre premiers bains lui donnèrent de la fièvre et ne le soulagèrent

[1] Tome XXXI.

[2] Observations et dissertations de médecine pratique.

point. La fièvre survint également après le cinquième, mais elle fut suivie d'une sueur très copieuse, qui guérit entièrement le malade. L'efficacité de ce remède vient de je ne sais quelle vapeur très pénétrante, produite par la fermentation, qui frappe l'odorat et qui irrite doucement les vaisseaux. » Aujourd'hui nous dirions que cette efficacité est due à l'acide carbonique, à l'alcool et au calorique. Ici nous nous trouvons bien près des bains d'acide carbonique, si préconisés ces dernières années.

Les bains de marc peuvent être locaux ou généraux ; il serait hors de place d'insister sur la manière de les prendre, les accidents qu'ils peuvent amener et les moyens de les éviter. Dans notre pays, ces bains ne sont guère ordonnés que par les mèges ou les bonnes femmes, et l'on ne peut que s'étonner de l'oubli dans lequel ils sont tombés ; oubli fort regrettable, lorsqu'on voit des charlatans obtenir par ce moyen des succès que des médecins réguliers se laissent ainsi enlever.

Il est évident que, dans tous les endroits où l'on fait la cure de raisins, on doit obtenir des bains de marc et même qu'on organiserait facilement des bains avec l'acide carbonique dégagé pendant la fermentation. Néanmoins, je ne vois pas qu'ils soient mentionnés dans aucun des ouvrages spéciaux que j'ai cités sur la cure de raisins.

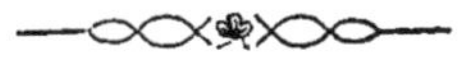

CHAPITRE SIXIÈME.

De l'emploi thérapeutique des raisins.

La plupart des monographies allemandes que j'ai sous les yeux, contiennent chacune une longue liste de maladies très diverses pour lesquelles on recommande la cure de raisins. Cela se comprend si l'on se rappelle sous combien de points de vue différents l'action physiologique des raisins se présente, et si l'on veut tenir compte de l'influence de la mode, qui ici aussi exerce son empire, et de cette opinion assez généralement accréditée que la cure de raisins est un moyen qui, s'il n'est pas utile, ne peut certainement pas être nuisible. Ajoutons encore que la cure de raisins se fait dans des conditions hygiéniques et diététiques qui, à elles seules, seraient déjà suffisantes pour amener un changement heureux dans la santé, et nous comprendrons facilement que, dans certaines maladies de longue durée et pour lesquelles on a tenté inutilement un grand nombre de remèdes, on ordonne volontiers, en l'absence d'une indication précise, un moyen, sinon salutaire, du moins indifférent, et qui a le grand avantage d'être accepté avec plaisir par la presque universalité des malades.

Mais, comme le remarque Engelmann[1], de qui nous empruntons en partie ces réflexions, la cure de raisins, même sans les adjuvants hygiéniques, n'est pas un moyen aussi indifférent que quelques personnes le pensent. Tout médecin qui a suivi lui-même un certain nombre de malades pendant le traitement, a pu en constater les effets directs. Et si la cure de raisins n'a pas produit de mauvais effets dans les cas où elle n'était pas indiquée, c'est aller trop loin que d'en conclure qu'elle ne produit aucun effet dans tous les cas en général. Cela prouve seulement, ce que du reste on n'a malheureusement que trop souvent l'occasion d'observer, que la nature, dans ces cas-là, a été en état de résister non-seulement aux maladies en elles-mêmes, mais encore aux mauvais effets d'un traitement inopportun ou mal appliqué. Nous avons d'ailleurs étudié ces effets dans le chapitre précédent et nous verrons plus loin, que souvent la cure de raisins a produit des accidents qui montrent bien son action puissante sur l'organisme.

Enfin il faut s'entendre sur ce que l'on veut appeler la cure de raisins et ne pas comprendre sous ce nom l'usage plus ou moins accidentel et temporaire qu'on peut faire de ce fruit dans diverses occasions. Nous dirons donc que la cure de raisins consiste dans l'usage méthodique des raisins pendant plusieurs semaines, exécuté dans un

[1] Depuis l'impression des premières feuilles, j'ai reçu l'excellent travail du Dr C. Engelmann, de Kreuznach : *Einiges über Weintrauben Kuren,* qui avait été publié précédemment dans les Heidelberger Klinische Annalen.

but thérapeutique et en se soumettant à certaines conditions diététiques et hygiéniques. Ainsi nous exclurons l'usage plus ou moins passager que l'on peut faire des raisins comme de tout autre fruit, dans la vie ordinaire et dans les maladies aiguës, et nous restreindrons son emploi aux maladies chroniques.

La cure de raisins peut se faire comme cure principale, (Hauptkur) pour elle-même, sans avoir été précédée d'une autre cure ou d'un traitement antérieur. Ou bien elle peut se faire comme cure complémentaire ou subséquente (Nachkur). Dans ce dernier cas on peut avoir pour but de continuer, par un moyen différent mais analogue, le même genre de médication que celui de la cure antérieure; c'est ce que font les malades qui ont bu pendant l'été le petit-lait ou fait usage d'une eau minérale plutôt douce, telle qu'Ems, d'où nous arrivent en automne le plus grand nombre de visiteurs. Pour les malades qui ont fait usage d'une eau minérale encore plus active et qui a amené des modifications profondes dans l'organisme, telles que Carlsbad, Kissingen ou Kreuznach, la cure de raisins, arrivant après un certain intervalle, est un temps de repos relatif pour l'organisme. C'est dans le même but de repos qu'on l'emploie avec un grand avantage, après l'usage externe des eaux sulfureuses, telles que Schinznach, Wiesbaden, etc., après les bains de mer et ces eaux d'une action puissante, mais qui ne laissent pas que d'éprouver parfois singulièrement les malades, telles qu'Aix en Savoie, Louesche, etc.

On a tenté, paraît-il, de prescrire l'usage des raisins concurremment avec une autre cure. D'après Carrière[1], dans le traitement par les eaux sulfureuses, le raisin est donné quelquefois comme régime, comme un aliment agréable capable de corriger le goût de l'eau soufrée et d'en faciliter la digestion. Je ne puis me prononcer sur la valeur d'une telle méthode; je remarquerai seulement que, dernièrement encore[2], il s'est élevé des doutes sur l'utilité de pareilles associations et que plusieurs médecins allemands préfèrent, par exemple, laisser boire les eaux minérales et le petit-lait séparément et chacun en leur temps, au lieu de les réunir. Les indications de la cure de raisins découlant de l'action physiologique qu'on lui attribue, nous retrouvons chez les divers auteurs des appréciations un peu différentes relativement à ces indications.

Helfft[3] dit que la cure de raisins ne convient qu'aux individus vigoureux, bien nourris et dont la crase sanguine n'a pas souffert; il la déconseille chez les personnes très affaiblies par de longues maladies, par des diarrhées colliquatives, par des hémorrhagies, etc., chez les tuberculeux dans les dernières périodes.

Wolff[4] donne les mêmes indications et y ajoute les personnes dont le sang est altéré par la diathèse cancéreuse, scorbutique et l'abus du mercure. Il la déconseille aussi aux hydropiques, aux convalescents, du moins dans les

---

[1] Ouvr. cit. p. 189.

[2] *Balneologische Zeitung*. Tom. IX, p. 237.

[3] *Balneodiätetic*, p. 104.

[4] Ouvr. cit. p. 37.

premiers temps, aux enfants, aux femmes enceintes, avant le cinquième mois, etc.

Engelmann[1] dit que c'est à tort que Fenner de Fennenberg recommande la cure de raisins lorsqu'il s'agit de nourrir ou de relever un corps qui a perdu ses fluides nourriciers ou dont la vie nerveuse a profondément souffert.

Ces auteurs sont préoccupés de l'action résolutive et altérante des raisins., et voient surtout le côté déprimant de la cure ; mais il est évident que la qualité des raisins dont ils ont observé les effets a influé sur leur appréciation.

Voici, par contre, l'opinion d'un médecin, bon observateur, qui vient en automne à Clarens depuis plusieurs années. M. le Dr de Tscharner, qui a rédigé longtemps avec tant de talent et de dévouement la *Schweizerische Zeitschrift für Medizin*, etc., et qui continue la tradition des médecins de Berne, qui ordonnent et pratiquent eux-mêmes la cure de raisins, m'écrit à ce sujet :

« En général, j'ai toujours vu que cette cure convient beaucoup aux personnes qui sont affectées d'un épuisement de forces, surtout aux constitutions nerveuses, irritables. C'est pourquoi elle guérit des diarrhées provenant d'irritation nerveuse des intestins, des toux nerveuses et d'autres affections éréthiques de ce genre. Je n'en ai jamais vu beaucoup d'effet chez les personnes phlegmatiques affectées de pléthore abdominale, de constipation, etc. J'envisage la cure de raisins comme un nourrissant

---

[1] ENGELMANN. Ouv. cit. p. 61.

calmant et facile à digérer, et considère tous ses effets comme le résultat d'une roboration générale. »

M. de Tscharner me cite deux cas de guérisons très remarquables. Le premier est celui de son père, guéri d'un épuisement total de forces à l'âge de vingt-un ans, à la suite de saignements de nez très opiniâtres et revenant à tout moment, même pendant son voyage à Aigle, où il fit la cure. Le second est celui d'un ecclésiastique bernois épuisé par des crachements de sang, envisagé comme poitrinaire et qui fut guéri à Clarens par la cure de raisins qu'il poussa jusqu'à en manger dix livres par jour.

Voyons maintenant les maladies proprement dites pour lesquelles on a recommandé la cure de raisins. Je noterai celles d'entre elles où j'ai constaté moi-même son efficacité.

I. La *pléthore abdominale*. Cette dénomination, qui a sans doute quelque chose de vague, se rencontre fréquemment chez les auteurs allemands; elle repose sur le fait anatomique de la prédominance du système veineux des organes contenus dans l'abdomen (venosité), et désigne tous les troubles qui peuvent avoir lieu dans la circulation de ces organes en général et dans celle de la veine-porte en particulier. Cette circulation a un caractère plutôt passif, et tout ce qui tend à la ralentir et à l'entraver, soit d'une manière mécanique, soit d'une manière chimique en modifiant la crase sanguine, entraîne à sa suite cette foule d'affections diverses qui justifie l'adage si répandu : « *Vena portarum, porta malorum.* »

Ici se rangent :

1° Des troubles fonctionnels : — dans la digestion, *dyspepsies*, crudités, flatuosités, constipation, etc. ; — dans la circulation, *palpitations*, oppression, vertiges ; — dans l'état moral, *hypocondrie, hystérie.*

2° Tous ces désordres matériels désignés sous le nom vague d'*obstructions*, et ici principalement les engorgements du foie et de la rate ; de plus, la *jaunisse*, les *calculs biliaires*, etc.

3° L'*état hémorrhoïdaire* à différents degrés et plus ou moins manifesté.

La cure de raisins appliquée à un ensemble d'états pathologiques qui ont souvent un point de départ commun, mais qui plus tard se différencient de manière à offrir des symptômes très opposés et qui réclament des indications thérapeutiques différentes, la cure de raisins demande alors beaucoup de circonspection et de tact. En effet il s'agit, comme le dit Durand Fardel[1], de rétablir les fonctions digestives, d'activer les fonctions intestinales, de stimuler les fonctions hépatiques, de ranimer la circulation abdominale, de développer les hémorrhoïdes. Ce résultat est souvent atteint lorsqu'on obtient des raisins un effet laxatif, mais on ne l'obtient pas toujours, du moins dans les premiers temps, et l'on est obligé d'avoir recours à des purgatifs ou à des lavements. Chez quelques malades, il suffit de faire changer de raisins et de

---

[1] Ouvr. cit. p. 139.

leur faire prendre des raisins non-fendants. Dans les années exceptionnellement bonnes, les raisins constipent, comme nous l'avons vu plus haut, en sorte que lorsqu'on désire surtout obtenir l'effet résolutif, on peut, ces années-là, commencer la cure plus tôt et ne pas choisir, en croyant faire pour le mieux, les raisins les plus mûrs, les plus succulents ou provenant des localités les mieux exposées... Quelquefois, dans ces cas-là, on est forcé de renoncer à la cure.

Il est plusieurs états dépendant de la pléthore abdominale dans lesquels l'action résolutive ne dépend pas de l'effet purgatif seulement, mais est subordonnée à l'action reconstituante et tonique. Ainsi, par exemple, dans des cas d'engorgement tenant à un état de faiblesse de toute l'économie, la cure de raisins produit de très bons effets, surtout lorsqu'elle est associée à des adjuvants diététiques et hygiéniques appropriés. Du reste, même dans ces cas, il peut y avoir constipation produite par faiblesse et par atonie. En fortifiant la constitution, en augmentant l'innervation, les raisins peuvent combattre victorieusement ce symptôme, sur lequel je reviens encore une fois, car, quelle que soit l'explication théorique qu'on en donne, et vraiment elle n'est pas facile, la suppression de la constipation, quand on l'obtient, est un excellent effet de la cure de raisins.

Indépendamment de l'année, la disposition individuelle joue ici un rôle immense. Je citerai, comme illustration de ce qui précède, deux cas que j'ai observés. Deux jeunes filles souffraient l'une et l'autre de constipation habituelle, elles étaient sujettes aux migraines, à l'oppression, leur menstruation se faisait d'une manière irrégulière; mais l'une était en apparence pléthorique, la figure rouge et bouffie, tandis que l'autre était pâle et paraissait plutôt anémique. Chez toutes deux les raisins ont remplacé les purgatifs variés auxquels elles devaient avoir recours, et cela non-seulement d'une manière temporaire, mais d'une manière définitive, et cela pour le plus grand bien de leur constitution.

Les malades compris sous cette rubrique de pléthore abdominale et qui viennent chaque année faire la cure de raisins, sont très nombreux. J'aurais pu les répartir sous des noms de maladies plus spéciales, mais je ne vois pas l'utilité de rappeler ici des divisions et des descriptions nosologiques connues de tout le monde. Rapporter au long l'histoire de ces malades m'entraînerait très loin aussi et m'exposerait à des répétitions monotones. Je dirai, en résumé, que j'ai vu souvent la cure de raisins produire ici de bons effets, particulièrement dans des cas de dyspepsies, de jaunisse, d'hémorrhoïdes. Quant aux calculs biliaires, aux engorgements du foie et de la rate, surtout avec induration de ces organes, je n'aurais guères de cas positif à citer, et je crois, avec Engelmann, qu'il faut avoir recours à des agents plus puissants que la cure de raisins pour les dissiper. Celle-ci peut néanmoins être très utile par le régime qu'elle impose et par l'espèce de repos qu'elle procure aux malades, après l'emploi de moyens parfois très actifs. Voici, du reste, deux observations que M. le Dr Bezencenet père, à Aigle, a la bonté de me communiquer, et qui, venant d'un aussi bon praticien, ont certainement leur valeur. Il m'écrit : « N'attendez pas de moi des détails pathologiques, ma mémoire seule a retenu les principaux traits de ces deux faits déjà anciens.

» Consulté en 1828, par une société de bienfaisance de Lausanne, sur le meilleur emploi à faire d'une somme destinée au soulagement d'une femme d'âge mûr, traitée depuis longtemps par mon père pour une hypertrophie du foie considérable, je proposai de lui fournir les raisins nécessaires pour une cure. Cette femme vécut presque exclusivement de raisins achetés à Lausanne, environ cinq livres par jour pendant six semaines. Sous l'influence de ce moyen, l'engorgement du foie disparut entièrement et avec lui tous les symptômes dépendant de cette altération pathologique. •

» Il y a trente ans, je fus appelé à faire la ponction à une jeune fille, dont l'abdomen était énormément développé par une hydropisie ascite produite par une hypertrophie du foie des plus considérables. Après avoir évacué une dizaine de litres de liquide, les téguments du ventre restaient soulevés au niveau de l'ombilic par le foie dur et terminé en pointe dans sa partie inférieure. La malade, qui était traitée homéopathiquement par un médecin anglais, se refusa à prendre aucun remède allopathique. Me rappelant alors les heureux effets produits par la cure de raisins sur la personne qui fait le sujet de ma première observation, je conseillai à Mlle de B... de faire à Villeneuve, dont elle était rapprochée, un usage prolongé du fruit de la vigne. Cet avis, qui ne contrariait pas les opinions médicales de la jeune fille, fut suivi très exactement. Pendant plusieurs semaines elle vécut de raisins, en consommant autant qu'elle pouvait en supporter. Son foie se guérit complétement. Cette demoiselle se maria et devint mère de plusieurs enfants. Elle n'eut de rechute que vingt-cinq ans après et fut guérie pour la seconde fois par une ponction suivie d'un traitement très actif; elle vit aujourd'hui à Genève au sein de sa famille.»

II. Les *catarrhes chroniques des diverses muqueuses.* Ceux-ci peuvent tenir simplement à un état morbide plutôt local de la muqueuse, ou dépendre d'une cause générale constitutionnelle ou dyscrasique. Sous ces deux rapports, l'action bienfaisante de la cure de raisins est incontestable.

« Pour ce qui regarde la *muqueuse des voies respiratoires,* » m'écrivait encore M. le Dr Bezencenet que j'ai cité plus haut, « j'ai obtenu les meilleurs effets des raisins dans les affections de poitrine, dans les catarrhes chroniques, les maladies du cou, dans la tuberculisation. Toutes les fois que ces maladies comptent, parmi les causes qui les produisent, une inflammation latente ou apparente, un état d'irritation plus ou moins prononcé, les raisins et le suc qu'ils fournissent offrent au malade la meilleure de toutes les tisanes, un antiphlogistique parfait; ils conviennent particulièrement dans les états qu'on désigne vulgairement sous le nom d'*irritation de poitrine,* dans les *maux de gorge* plus ou moins anciens. »

La toux est singulièrement calmée, l'expectoration favo-
risée et définitivement diminuée, l'*enrouement,* l'*aphonie*
même (en réservant toutefois qu'ils ne dépendent pas
d'une affection tuberculeuse ou syphilitique), heureusement modifiés ou souvent tout à fait guéris. J'ai à cet
égard plusieurs observations avec des résultats très remarquables, portant sur des ecclésiastiques, des professeurs,
en un mot sur des personnes qui sont exposées à abuser de
leur voix. Je me rappelle, entre autres, un régent que, selon la coutume de notre pays, mon père engageait comme
partisseur, c'est-à-dire pour diriger la rentrée de ses récoltes
de moût. Ce brave homme, par suite des efforts de voix
qu'exige la surveillance d'une classe nombreuse de garçons, nous arrivait, au commencement de la saison, avec
un enrouement et une absence de voix qui excitait notre
hilarité. A la fin des vendanges, et sous l'influence com-
binée du repos et du régime des raisins, il repartait chaque fois avec un timbre de voix parfaitement sonore. Ce
sont des cas que nous observons tous chaque année et qui
peuvent parfois faire croire à des affections pulmonaires
très-graves. J'en donnerai un exemple emprunté à la pratique d'un de mes confrères ; c'est une observation que
m'a communiquée mon ami le Dr Cossy, médecin aux
Bains de Lavey.

Catarrhe pulmonaire chronique et suspect ; fièvre, trans-
pirations et amaigrissement. Cure de raisin qui amène une
amélioration considérable, suivie bientôt d'une guérison
définitive.

Un négociant de **30** ans, d'une taille moyenne, blond,

lymphatique et sanguin, d'un embonpoint habituel moyen;
habitant une des villes de la Suisse allemande, vint à
Aigle le 25 septembre 1858, pour changer d'air et faire
une cure de raisins.

A cette époque il toussait depuis onze mois, et la toux,
d'abord à peu près sèche, s'accompagnait depuis le milieu
de l'été d'une expectoration assez abondante de crachats
jaunes verdâtres, opaques. Il n'y avait jamais eu d'hémoptysie. Depuis deux mois il était survenu des transpirations fréquentes, surtout la nuit, souvent de la fièvre,
de la dyspnée dès qu'il marchait un peu vite, de l'inap-
pétence et, à un certain degré, de l'amaigrissement et
une diminution des forces. Divers traitements avaient
échoué, entre autres l'huile de foie de morue. Le malade
était triste et inquiet, croyait être phthisique, et les symptômes indiqués tout à l'heure étaient en effet de nature
à justifier ces craintes que partageait d'ailleurs son médecin habituel. Toutefois l'exploration très attentive et
réitérée de la poitrine fit constater ce qui suit : con-
formation normale de la poitrine; sonorité naturelle et
égale d'un côté à l'autre, spécialement sous les clavicules
et au niveau des fosses sus-épineuses. Sous les clavicules,
respiration peu vésiculaire, expiration un peu prolongée
mais non bronchique; par-ci par-là l'on entend quelques râles sonores, mais pas de craquements et pas de
retentissement anormal de la voix. En arrière, dans toute
la hauteur, quelques râles sibilants et vibrants. Par-ci par-
là, et clair-semées, quelques bulles de râle muqueux ou
sous-crépitant à grosses bulles. A la base droite, le râle

est un peu plus abondant qu'ailleurs. Au niveau des fosses sus-épineuses, comme sous les clavicules, expiration plus prolongée qu'à l'état parfaitement normal, surtout à droite contre le rachis ; mais pas de craquements, pas de bronchophonie évidemment anormale, encore moins de la pectoriloquie. Pas de douleurs dans les parois de la poitrine. Peu d'appétit, pas de dévoiement, sommeil fréquemment interrompu par la toux.

La cure de raisins fut commencée immédiatement et dura cinq semaines. Le malade prit d'abord deux livres de raisins par jour, le matin à jeun, et cette quantité fut graduellement portée à quatre livres maximum. Le raisin fut bien supporté, et amena chaque jour une à trois selles demi-liquides. Pendant les 20 premiers jours il n'y eut aucun changement favorable dans l'état du malade ; tous les symptômes persistaient au moins aussi prononcés. Mais à partir de ce moment, l'amélioration parut et fit des progrès réellement très remarquables pendant la dernière quinzaine. Ces progrès étaient tels au commencement de novembre que le malade, qui avait l'intention de passer l'hiver à Nice, crut pouvoir rentrer chez lui. Au moment de son départ, la fièvre et les transpirations avaient cessé ; la toux était moins fréquente de moitié, et il en était de même de l'expectoration qui était moins opaque, plus muqueuse qu'auparavant. L'appétit était bon ; l'embonpoint était revenu à son état normal. L'auscultation fit constater la disparition à peu près complète du râle muqueux ou sous-crépitant à grosses bulles et des râles sonores. L'expiration prolongée constatée sous les clavicules et aux fosses sus-épineuses persistait, mais sans être plus accentuée. Dès lors l'amélioration a suivi son cours graduellement croissant; il n'y a pas eu de rechutes, et dans le courant de l'hiver, malgré la rudesse du climat, le malade se considérait comme guéri, attribuant ce résultat à la cure de raisins. Après son retour à la maison, il fut remis pendant six semaines à l'usage de l'huile de foie de morue. Des renseignements récents confirment la solidité de sa guérison.

Parmi les affections de poitrine, je citerai encore *l'asthme;* surtout dans la forme humide, j'ai vu de bons effets de la cure de raisins. Quant à la phthisie pulmonaire, j'en parle plus loin dans un article spécial.

2° Pour ce qui regarde la *muqueuse du tube digestif,* il n'y a guères parmi les monographes allemands que j'ai sous les yeux, que Schulze qui recommande ici la cure de raisins. Il cite Pringle, qui raconte qu'en 1743 une épidémie de dyssenterie qui régnait dans l'armée anglaise, cessa lorsque les soldats purent manger du raisin en abondance. Pringle et Sydenham s'élevaient contre les préjugés régnants, qui attribuent un mauvais effet aux fruits et les accuse de produire ou d'augmenter la dyssenterie.

Tissot, que Schulze cite ensuite, combattait aussi le même préjugé. Qu'il me soit permis de citer *in extenso* ce passage tiré du plus célèbre des ouvrages [1] d'un médecin qui a illustré notre pays par sa pratique et par ses écrits :

---

[1] Tissot. *Avis au peuple sur sa santé,* § 304.

« Un préjugé pernicieux, dont on est encore généralement imbu, c'est que les fruits sont nuisibles dans la dyssenterie, qu'ils la procurent et qu'ils l'augmentent. Il n'y
a peut-être point de préjugé plus faux. Les mauvais fruits,
les fruits mal mûrs, dans les mauvaises années, peuvent
occasionner des coliques ; quelquefois des diarrhées ; plus
souvent des constipations, des maladies des nerfs et de
la peau ; jamais la dyssenterie épidémique. Les fruits mûrs,
de quelque espèce qu'ils soient, et surtout ceux d'été,
sont le vrai préservatif de cette maladie. Le plus grand
mal qu'ils puissent faire, c'est, en fondant les humeurs,
et surtout la bile épaissie, s'il y en a, dont ils sont le vrai
dissolvant, d'occasionner une diarrhée ; mais cette diarrhée
même, mettrait à l'abri de la dyssenterie. L'année dernière
et la précédente, ont été extrêmement abondantes en fruit,
point de dyssenterie. On croit même remarquer, qu'elle
est plus rare et moins fâcheuse qu'autrefois ; et l'on ne
peut assurément l'attribuer, si le fait est vrai, qu'aux
nombreuses plantations d'arbres, qui ont rendu les fruits
extrêmement communs. Toutes les fois que j'ai vu des
dyssenteries, j'ai mangé moins de viande et beaucoup de
fruits ; je n'en ai jamais eu la plus légère attaque. Plusieurs médecins suivent la même méthode. J'ai vu onze
malades dans une maison ; neuf furent dociles, et mangèrent des fruits ; ils guérirent. La grand'mère et un enfant,
qu'elle aimait mieux que les autres, périrent. Elle conduisit d'abord l'enfant à sa mode, avec du vin brûlé, de
l'huile, quelques aromates, et point de fruit ; il mourut.
Elle se conduisit de la même façon, et eut le même sort.

Dans une campagne près de Berne, en 1750, dans le temps que la dyssenterie faisait beaucoup de ravages, et que l'on déconseillait sévèrement les fruits, de onze personnes qui composaient la maison, dix mangèrent beaucoup de prunes, et ne furent point attaquées. Le cocher, seul docile au préjugé, s'en abstint soigneusement, et eut une dyssenterie terrible.

» Cette maladie détruisait un régiment suisse, qui se trouvait en garnison dans les provinces méridionales de la France; les capitaines amodièrent la prise de plusieurs arpents de vignes : l'on y portait les soldats malades; on cueillait du raisin pour ceux qui ne pouvaient pas être portés ; les sains ne mangeaient rien d'autre. Ils n'en mourut plus un seul, et il n'y en eut plus d'attaqués.

» Un ministre était attaqué d'une dyssenterie , que les remèdes qu'il prenait ne guérissaient point; il vit, par hasard, des groseilles rouges, il en eut envie; il en mangea trois livres, depuis sept heures du matin jusqu'à neuf. Il fut déjà mieux ce jour-là, et entièrement guéri le lendemain.

» Je pourrais accumuler un grand nombre de faits pareils. Ceux-là suffiront pour convaincre les plus incrédules, et il m'a paru important de le faire. Loin de s'interdire les fruits, quand la dyssenterie règne, l'on doit en manger davantage. Les directeurs de la police, loin de les prohiber, doivent en fournir les marchés; c'est une vérité, que les gens instruits ne révoquent plus en doute nulle part. »

Du reste la dyssenterie n'est pas une simple diarrhée,

mais une diarrhée avec un caractère spécifique, et l'efficacité des raisins dans cette maladie ne se borne pas à leur action sur la muqueuse intestinale. Tissot, en parlant de « l'action fondante des fruits sur les humeurs et la bile épaissie » etc., s'exprime dans le langage de son époque et sous l'influence d'idées humorales, mais au fond il comprenait qu'il se passait ici un acte de chimie physiologique important qu'il expliquait à sa manière; il signale déjà le fait d'une diarrhée critique salutaire.

Fenner de Fennenberg dont les opinions, comme le remarque Engelmann [1], ont fait règle pour ce qui regarde la cure de raisins jusque dans ces derniers temps, insiste sur ces diarrhées critiques, sur leur utilité, l'importance qu'il y a à ne pas les troubler. Engelmann, par contre, n'est pas aussi convaincu de la réalité de ces diarrhées critiques. Il admet bien que pendant la cure de raisins et à la suite de l'usage d'une eau minérale fondante, telle que Kissingen, Hombourg ou Marienbad, il puisse se produire des évacuations alvines véritablement critiques. Mais il pense que la cure de raisins a agi ici d'une manière complémentaire et ne pourrait affirmer qu'à elle seule elle eût amené ce résultat. Engelmann observe de plus que Fenner confond la diarrhée critique avec la diarrhée saburrale et que c'est lui qui a le plus contribué à l'idée que la cure de raisins, pour produire un bon effet, doit augmenter les selles.

Quant à la diarrhée saburrale, elle est surtout produite

---

[1] ENGELMANN. Ouvr. cit.

par l'usage des raisins mal mûrs, à cause de la plus grande quantité d'acide libre qu'ils contiennent. Car très mûrs ils agissent vraiment, ainsi que nous l'avons dit dans plusieurs occasions, comme des toniques astringents et peuvent produire d'heureux résultats dans certaines diarrhées chroniques. Une dame anglaise qui, à la suite du choléra, était affectée depuis plusieurs mois d'une diarrhée chronique, après une cure à Ems, vint à Vevey en automne 1857. Elle fit là une cure de raisins à la suite de laquelle la diarrhée s'arrêta complétement; mariée depuis quatorze ans sans avoir d'enfants, elle devint enceinte l'année suivante.

Je ne prétends point, en citant ce cas, vanter la cure de raisins contre la stérilité, mais il prouve du moins son bon effet sur la santé générale. Il me revient parce qu'il m'avait frappé dans le temps et que le mari de cette dame, un des premiers chirurgiens de Londres, m'engageait alors fortement à mettre à exécution mon projet d'écrire sur cette cure.

J'ai observé aussi quelques cas de guérison de diarrhée chez des anglais qui avaient séjourné aux Indes.

3° Citons encore parmi les affections catarrhales chroniques, celles des *organes urinaires*. M. le Dr Delaharpe de Lausanne me dit avoir vu d'excellents effets de l'usage du raisin dans les cystites chroniques, mais il ajoute qu'on doit en manger beaucoup et longtemps. Constantin James[1] le recommande aussi dans ces cas-là.

---

[1] Ouvr cit. p. 341.

III. Parmi les *dyscrasies* qui sont heureusement modifiées par la cure de raisins, presque tous les auteurs allemands citent :

1° La *goutte* et la *gravelle*, et ici les théories pathogénétiques et, par conséquent, les diverses explications sur le mode d'action des raisins dans ces deux affections, ne manquent pas : action altérante sur le sang par une alimentation d'où l'azote est en grande partie exclu et où le régime aqueux prédomine, action stimulante sur la circulation veineuse abdominale, action dissolvante des alcalis sur l'acide urique, action tonique sur la digestion et l'innervation, etc. ; autant de points de vue qui ont chacun un côté vrai et qui ont tous la prétention d'être d'accord avec l'observation et l'expérience. Je n'ai pas d'ailleurs ici des cas bien concluants à citer. Dans notre pays, la goutte n'est pas très fréquente et la gravelle y est excessivement rare.

2° Les *maladies de la peau*. Ici, de même que les auteurs, j'ai constaté fréquemment de très belles cures, par exemple dans des cas d'eczéma, d'impétigo, d'échthyma, chez des jeunes filles avec ces teints boutonneux qui dépendent parfois d'un vice de menstruation; ensuite dans ces cas où l'herpétisme est lié à une disposition hémorrhoïdale, catarrhale ou rhumatismale avec la forme névralgique, et où ses manifestations alternent ou coïncident avec ces diverses dyscrasies.

Comme exemple des diverses transformations que peut affecter un principe dyscrasique et de l'efficacité d'un régime convenable continué avec persévérance, je citerai l'observation suivante, qui concerne une personne appartenant à une famille que je soigne depuis longtemps et dont la santé de tous les membres m'est parfaitement connue.

M. D. avocat, âgé de 42 ans, d'un tempérament biliososanguin, d'une constitution plutôt vigoureuse avec prédominance du système veineux, appartient à une famille nombreuse dont tous les membres jouissent, en général, d'une bonne santé, et dont les chefs sont parvenus à un âge fort avancé. Son père avait une manifestation herpétique plus ou moins habituelle, liée évidemment à un état hémorrhoïdal, mais que je n'aurais su d'ailleurs à quelle forme nosologique précise rattacher. C'étaient des papulosquames qui, par suite des vives démangeaisons qu'elles provoquaient, étaient ordinairement arrachées. Il se reformait une pellicule qui subissait bientôt le même sort, celle-ci était remplacée par une nouvelle croûte plus profonde et plus large qui, arrachée de nouveau, laissait une surface un peu sanguinolente en forme de godet. Cette éruption alternait avec des attaques de rhumatisme articulaire goutteux, dont la suppression amena définitivement une connexion d'attaques d'apoplexie. Le frère de M. D. et son aîné de 12 ans, avait dans sa jeunesse un psoriasis qui a disparu complétement à la suite d'un traitement par la teinture de cantharide. Sauf des attaques annuelles de rhumatisme goutteux plus ou moins régulières, mais très intenses et prolongées, qui reviennent depuis plus de douze ans et pour lesquelles il a épuisé tous les remèdes et tous les bains possibles, il jouit d'une excellente santé et d'un magnifique appétit. Une des sœurs était affectée d'un prurigo pudendi, une autre de calculs néphrétiques, un frère cadet, après la disparition d'une urticaria, fut affecté d'une maladie nerveuse qui guérit à la suite d'une éruption de furoncles innombrables sur toute la surface du corps et principalement au dos.

Quant à M. D. il eut déjà, à l'âge de 16 ans, un flux hémorrhoïdal qui dès lors s'est représenté quelquefois, mais qui est remplacé généralement par des épistaxis plus ou moins habituels et qui expliquent l'absence absolue de céphalalgie qui serait assez naturelle chez un homme d'une vie plutôt sédentaire et livré au travail du cabinet. M. D. a le même genre d'éruption que son père et est affecté assez souvent de catarrhes qui deviennent facilement chroniques; de plus, au lieu de rhumatisme, il a parfois des crises de sciatique et de névralgie aux deux jambes. Après avoir été aussi sans succès à diverses eaux minérales, M. D., qui est doué d'une grande force de volonté et de beaucoup de persévérance, a adopté un régime dont il ne s'écarte plus : de la viande rôtie en quantité modérée, des légumes, du fruit; pour boisson, un peu d'eau très légèrement rougie; abstinence absolue de tout aliment épicé, excitant et trop gras, point de sauces, point de café, point de vin pur, point de liqueurs. De plus il fait chaque année, à la fin de l'hiver et en été, une cure de petit-lait, et en automne une cure de raisins qu'il répète ou prolonge très avant dans l'hiver. Outre les bains du lac en été, M. D. s'est mis aux lavages journaliers de tout le corps à l'eau froide. Après la première cure de petit-lait et de raisins, l'éruption a singulièrement diminué et le prurit surtout a entièrement disparu ; l'hiver suivant, il y a eu moins de catarrhes et au lieu de plusieurs attaques de sciatique, il n'y a eu qu'une crise névralgique au printemps ; l'hiver qui a suivi la seconde cure de raisins a été infiniment meilleur. A l'aide de ce régime, suivi religieusement depuis plusieurs années, M. D. a fini par diminuer singulièrement et espère éteindre complétement sur sa personne les manifestations de la dyscrasie de sa famille.

Cet heureux effet de la cure de raisins sur le prurit et les démangeaisons insupportables qui accompagnent souvent les exanthêmes chroniques, a été constaté par plusieurs monographes. Schweich[1], entre autres, l'a observé parfois dès les premiers jours de la cure. Plusieurs monographes appellent la cure de raisins, une *cure dépurative du sang* (Blutreinigungskur). Il n'est pas nécessaire d'attribuer aux raisins une action dépurative spéciale pour s'expliquer leur bonne influence dans les maladies de la peau, il suffit pour cela de se rappeler la composition de ce fruit et son action physiologique. Inutile de répéter avec Schulze[2] que Liebenstein doit avoir guéri des gales au moyen de la cure de raisins, la plupart des médecins, d'après les recherches nouvelles qui ont confirmé l'exactitude des observations plus anciennes sur l'*acarus scabiei*, comme cause unique de cette maladie, se bornant maintenant à un traitement purement local[3].

---

[1] Ouvr. cité, p. 13.

[2] Ouvr. cité, p. 41.

[3] « Das nutzlose jeder inneren Behandlung leuchtet ein ». LEBERT, *Handbuch der practischen Medicin*. Tubingen, 1859. Tom. II, p. 976.

3° Les *scrophules*. La cure de raisins est ici recommandée par plusieurs auteurs, Hirsch, Joachim, Schweich. Ce dernier [1] la considère dans cette dyscrasie comme « un moyen réparateur des plus salutaires. »

Engelmann, par contre, ne voit pas trop en quoi la cure de raisins peut être utile chez les enfants, dans cette maladie en général et dans la forme torpide en particulier. Il la recommanderait déjà plus volontiers, à l'âge de puberté, lorsqu'il se montre une prédominance du système veineux ou dans la forme érethique. Dans ce dernier cas, il existe souvent une grande irritabilité vasculaire et une tendance à l'inflammation, soit dans les membranes muqueuses, soit dans le parenchyme pulmonaire, qui est parfois déjà le siége de dépôt de substance tuberculeuse. L'usage du raisin est certainement alors très utile, soit directement, par l'influence de sa composition chimique, comme un moyen antiphlogistique relatif, soit indirectement par les circonstances dans lesquelles la cure a lieu.

Elle se fait souvent comme cure complémentaire et après l'usage des eaux minérales auxquelles on envoie les individus affectés de scrophules. Je vois chaque année un grand nombre de ces malades, qui viennent de Kreuznach, de Lavey, de Saxon, ainsi que de Schinznach, où ils ont bu l'eau iodurée de Wildegg, et chez lesquels la cure de raisins réussit admirablement. Comme période de repos, comme *relâche*, cette cure est utile. C'est un beau moment pour les pauvres scrophuleux, que celui où ils sont déli-

---

[1] « Eine höchst wohlthätige Reparationskur. »

vrés, pour quelque temps du moins, des poudres anti-scrophuleuses, de l'eau mère, des tisanes amères et surtout de l'huile de foie de morue. Peu de malades apprécient alors et bénissent autant qu'eux la cure de raisins. C'est sans doute ce qu'a voulu dire Hirsch [1], quand il la recommande « comme un *antidote* pour les maladies, dans lesquelles on ordonne sans motif rationnel et jusqu'à l'excès l'huile de foie de morue pendant un temps prolongé. » L'excès en tout est un défaut.

Du reste je ne puis entrer dans le détail des diverses manifestations des scrophules, qui sont modifiées d'une manière avantageuse par la cure de raisins. Je mentionnerai seulement, pour les avoir constatés moi-même souvent, ses bons effets dans les *ophthalmo-blépharites* et dans certaines *affections chroniques de la peau.*

4° *Tubercules.* Je n'ai pas à entrer ici dans des détails sur la formation, les symptômes et la marche des tubercules. La seule question dont j'aie à m'occuper est celle-ci : Que peut-on attendre de la cure de raisins dans la phthisie pulmonaire ? Voyons ce que disent les auteurs à cet égard.

Schulze [2] s'exprime ainsi : « Dans le nombre infini des remèdes souvent baroques (*sic*) qu'on a recommandés pour la guérison de la phthisie pulmonaire, se trouve aussi la cure de raisin qu'on doit continuer pendant six et, si c'est possible, pendant huit ou dix semaines. C'est en Suisse surtout qu'on l'a employée souvent avec succès. »

[1] Ouvr. cité, p. 31.
[2] Ouvr cité, p. 39.

Hirsch [1] dit : « Lorsqu'il existe déjà dans les poumons un dépôt de tubercules, que l'on peut constater par les signes physiques, de toutes les cures, dites altérantes ou résolutives, la cure de raisins est encore la plus convenable et celle qu'on peut le mieux mettre à exécution. Que la maladie soit guérissable ou non, c'est en tout cas un essai innocent ; envoyer à une eau minérale un malade dans cet état est un essai autrement dangereux. Les malades qui ont déjà des cavernes y sont souvent affectés d'hémoptysie ; les médecins des bains les renvoient et leur conseillent alors, comme ancre de salut, la cure de raisins à cause de ses propriétés rafraîchissantes et résolutives. »

Schweich [2] estime que « la cure de raisins peut avoir de grands résultats et que, dans les familles où la phthisie est héréditaire, c'est le devoir des parents de faire faire la cure de raisins aux enfants et de la continuer plusieurs années, jusqu'à ce que tout danger d'explosion de la maladie soit passé. »

Pour ce qui me regarde, je ne pousserais pas si loin l'enthousiasme et je dirais plutôt avec sir J. Clark [1], dans son ouvrage « On the sanative influence of climats » : « Les personnes prédisposées à la phthisie pulmonaire, qui passent l'été en Suisse, peuvent essayer les effets de

[1] Ouvr. cité, p. 30.

[2] Ouvr. cité, p. 18.

[3] « The subjects of pulmonary affection, who pass the summer in Switzerland, may try the effects of a course of grapes, a remedy in high estimation in several parts of the continent. » SIR J. CLARK, ouvr. cité, 3me édition (1841) p. 256.

la cure de raisins, etc. » J'ajouterai les remarques suivantes :

Dans l'imminence de la phthisie pulmonaire, la cure de raisins, réunie à tous les autres moyens hygiéniques, diététiques et à toutes les conditions de climat, peut être très utile. Elle peut contribuer à éteindre une disposition qui, dans d'autres conditions, aurait fini par éclater. La cure de raisins se range ici à côté d'autres moyens dont l'expérience a constaté l'efficacité, à savoir : l'usage de certaines eaux minérales, telles qu'Ems, Obersalzbrunn, la cure de petit-lait, celle de lait chaud et en particulier la cure de lait d'ânesse, l'usage de l'huile de foie de morue, etc.

Dans la première période de la phthisie, c'est-à-dire dans celle qui précède le ramollissement et l'évacuation des tubercules [1], la cure de raisins peut être encore utile, et agir à la manière des eaux citées plus haut [2], en modifiant le sang, en augmentant dans le poumon la résorption des parties fluides de la matière tuberculeuse et en favorisant ainsi l'ossification des noyaux tuberculeux ; en excitant au profit du poumon l'activité du foie et des reins. Elle calme la circulation, diminue les congestions et régularise l'innervation. Elle a enfin, comme je l'ai déjà mentionné plus haut, d'accord en cela avec plusieurs auteurs et la plupart des praticiens, la plus heureuse influence sur deux symptômes spéciaux, la toux et le crachement de sang. Sous ce rapport donc, et quelle qu'en soit d'ailleurs l'efficacité pour la guérison définitive de la phthisie, la cure

---

[1] GRISOLLE. *Pathologie interne.* Tom. II, p. 489.

[2] Voyez DÖRING. *Les eaux thermales d'Ems*, p. 108.

de raisins doit être recommandée dans cette période de la maladie. Elle le peut d'autant plus qu'on sait combien la marche de cette affection est lente dans certains cas et que loin de l'accélérer, la cure de raisins semble au contraire, concurremment avec d'autres moyens, pouvoir l'enrayer et la rendre stationnaire, du moins pour un temps. En réservant les cas bien constatés de guérison de phthisie, dans lesquels l'autopsie montre des cavernes cicatrisées ou des noyaux tuberculeux ossifiés, c'est par un temps d'arrêt dans la marche des symptômes, que l'on doit s'expliquer plusieurs des cas cités de guérison de phthisie confirmée. J'ai vu des malades que leurs médecins m'avaient adressés comme phthisiques et que j'avais jugé moi-même l'être en effet, éprouver, après une ou deux saisons de cure de raisins, des changements tels que j'en venais à douter moi-même de la justesse du diagnostic primitif et à me demander si je n'avais pas eu à faire à une autre affection, à une dilatation des bronches, par exemple, qui avait été prise pour une caverne. C'est dire assez que je ne me fais point d'illusion sur la valeur de la cure de raisins dans la phthisie, et que pour lui attribuer la guérison définitive d'un malade, il faudrait que je susse encore ce qu'il est devenu plusieurs années après, ce que dans bien des cas je n'apprends pas.

Dans la dernière période de la phthisie, Helfft [1] et Wolff [2] déconseillent la cure de raisins, et certainement ils ont raison en tant qu'on s'en promettrait autre chose qu'un

[1] Ouvr. cité, p. 104.
[2] Ouvr. cité, p. 36.

effet palliatif de peu de durée. Du reste, même à l'époque la plus avancée de la maladie, les raisins ne m'ont jamais paru avoir d'effets nuisibles, lorsque le malade en mange suivant son désir et sans en faire précisément une cure. Au contraire, ils agissent favorablement sur les symptômes du catarrhe qui tourmente alors les phthisiques; ils calment la toux, favorisent l'expectoration, apaisent la soif, diminuent même dans certains cas la diarrhée et sont bien souvent une consolation pour ces malheureux malades.

Dans cette période, où il n'existe plus de contre-indication au point de vue curatif proprement dit, la seule contre-indication réelle est celle des circonstances particulières du malade. Celles-ci doivent être prises en sérieuse considération lorsqu'il s'agit d'envoyer au loin dans des pays étrangers et au prix de grands sacrifices, de pauvres phthisiques, condamnés à une mort certaine et qui auraient eu du moins chez eux les secours et les consolations de leurs familles.

Je n'ai rien de particulier à ajouter, relativement à la phthisie *laryngée* et à la phthisie *trachéale;* l'amélioration qu'on peut obtenir de la cure de raisins est surtout celle qu'elle exerce sur l'affection catarrhale.

IV. J'arrive maintenant à un groupe de maladies diverses dans lesquelles ce que l'on attend de la cure de raisins, c'est tout à la fois, un effet reconstituant, tonique, calmant et sédatif. L'efficacité de la cure dépend alors beaucoup des circonstances dans lesquelles elle se fait, du climat, du changement d'air, de la promenade et de tous les autres adjuvants hygiéniques et diététiques. Ici se rangent :

L'état de *convalescence*, l'état de *faiblesse* causé par des *hémorrhagies* et des *pertes de diverse nature*, le *scorbut*, certaines formes de *chlorose*, certains *désordres dans la menstruation;* puis ensuite des maladies dans lesquelles les perturbations du système nerveux sont surtout apparentes, telles que l'*hypocondrie*, la *mélancolie*, l'*hysterie*, la *coqueluche*, etc.

Les auteurs allemands, pour la plupart, parlent peu de l'efficacité des cures de raisins à ce point de vue, cependant nous avons vu plus haut que c'est celui-là surtout que le Dr de Tscharner relève. Je puis dire que je constate chaque année ce genre d'efficacité sur un grand nombre de malades qui offrent des symptômes variés à l'infini de faiblesse sanguine et d'irritation nerveuse.

Dans la *chlorose*, Engelmann n'admet guère l'action directe du jus de raisins. Néanmoins chez nous déjà, et dans le midi encore plus, la proportion de fer qu'ils contiennent doit avoir un certain effet. De plus, la chlorose est souvent unie à une gastralgie et à des accidents dyspeptiques, que la cure de raisins dissipe ; alors la digestion s'améliore et de là toutes les autres fonctions.

Dans les *hémorrhagies*, le bon effet des raisins est bien positif. Schmidt et Schneider [1] ici, de même que dans divers cas d'asthénie, tels que faiblesse d'intestins, diarrhée

---

[1] Ouvr. cit. p. 130.

chronique, *leucorrhée* etc., conseillent d'employer de préférence les raisins rouges. Cependant, comme le remarque
Engelmann, ce n'est pas dans le principe colorant qui est
contenu, avec une très petite quantité de tannin, dans les
pellicules, que réside l'action astringente et l'effet consti-
pant que l'on reconnaît généralement au vin rouge. Ce
n'est que plus tard, sous l'influence de la fermentation et
par le contact prolongé du jus avec la grappe et les pepins,
que le tannin est extrait et communique au vin les propriétés astringentes que le jus frais des raisins rouges ne
possède pas à un plus haut degré que celui des raisins
blancs.

Les *désordres de la menstruation* sont très variés et
tiennent à des causes trop diverses pour que je puisse
m'en occuper en détail. C'est surtout au point de vue de
l'action résolutive des raisins que les auteurs allemands en
conseillent ici la cure, ainsi Schweich dit qu'elle convient
surtout dans la forme d'aménorrhée qui dépend d'une
pléthore sanguine dans les organes du bas ventre et qui
s'accompagne de constipation; de même pour l'*hystérie*.

Quant à l'*hypocondrie*, c'est principalement dans la
forme qu'on appelle mélancolie *cum materia*, qu'ils la
recommandent, et en tant qu'elle se lie à un état de la
pléthore veineuse abdominale. Chomel qui conseille l'u-
sage des raisins dans plusieurs formes de dyspepsie, les
recommande ici surtout à un autre point de vue. Voici
ce qu'il dit en parlant *des dyspepsies d'intensité moyenne,*

mais de longue durée[1]. « Cette forme se rencontre fréquemment. Les symptômes ne sont pas assez intenses
pour suspendre les occupations ordinaires de la vie; mais
ils la rendent constamment pénible, et, par intervalles,
presque insupportable, par leurs exacerbations fréquentes.
C'est, d'ailleurs, en particulier dans cette forme de dyspepsie qu'on voit se développer des symptômes *d'hypocondrie;* et, soit qu'ils dépendent uniquement des troubles
digestifs, soit qu'ils se rattachent à des causes qui portent
plus directement sur le système nerveux, telles qu'une
disposition héréditaire, un tempérament nerveux, une tendance mélancolique de l'esprit, le désœuvrement physique
et moral, causes plus puissantes encore d'hypocondrie que
de dyspepsie, toujours est-il que le découragement vient
s'ajouter aux autres phénomènes de la maladie et en rend
la guérison plus difficile. Comment, en effet, obtenir des
malades la persévérance nécessaire dans le traitement d'un
mal, dont l'effet le plus ordinaire est de déprimer l'espérance et d'inspirer un éloignement absolu pour cette vie
physiquement et moralement active qui est la condition
première de la guérison?

» De là, la nécessité de frapper leur imagination, et,
dans ce but, en même temps qu'on insiste sur l'ensemble
des moyens hygiéniques qui constituent le véritable traitement, de montrer à leurs yeux, comme moyen certain de
guérison, quelque remède dont la nouveauté, la singularité
ou simplement le nom, doive les frapper, fût-il dénué de

---

[1] *Des Dyspepsies*, par le Professeur CHOMEL. Paris, 1857, p. 233.

toute propriété énergique, qu'il appartienne à l'hygiène ou
à la matière médicale. Il n'est même pas inutile que son
emploi présente quelque difficulté, telle que l'espace à
franchir ou le temps à attendre pour se le procurer, etc.

» Ainsi vers la fin de l'hiver, le lait qui sera le produit
des herbes nouvelles, et dont il est facile d'exalter les
qualités ; les sucs d'herbes chicoracées ou autres, à l'époque où elles auront acquis toutes leurs vertus ; les fruits
rouges du printemps ou les *raisins d'automne*, pris en
quantité déterminée, cueillis par les malades eux-mêmes,
couverts de la rosée du matin, deviennent, aux yeux de
quelques-uns, un remède puissant. Le temps qui doit s'é-
couler entre le moment où ces moyens leur sont conseillés
et celui où ils pourront en faire usage augmente de beaucoup le prix qu'ils y attachent et n'est pas temps perdu,
surtout lorsque, parmi leurs connaissances, ces malades
en trouvent quelques-unes qui en ont éprouvé elles-mêmes
de bons effets, ou qui ont entendu parler de guérisons ob-
tenues de cette façon, et dont elles exaltent les merveilles.
Du reste, ces sortes de cures, *celle des raisins en particulier, si célèbre et si usitée au delà du Rhin*, la cure des
fruits rouges et du lait vernal, des sucs d'herbes printa-
nières, ne sont pas sans effet sur les organes digestifs,
surtout quand elles sont secondées, appuyées par l'obser-
vance simultanée de ces grandes règles hygiéniques que
nous avons signalées. Et il faut reconnaître aussi que,
dans la forme hypocondriaque de la dyspepsie, elles constituent surtout un moyen puissant d'agir sur le moral
abattu de certains sujets, de relever leur espérance, et de

rendre au système nerveux, à l'appareil digestif, à l'organisme tout entier, une énergie qu'ils avaient perdue depuis longtemps. »

On est heureux d'avoir un pareil auteur à citer, et je l'ai fait avec d'autant moins de retenue que chacun lira avec plaisir les paroles d'un praticien dont le dévouement à ses malades égalait l'habileté. Du reste, moi-même je constate chaque automne les bons effets de la cure de raisins sur des individus affectés de spleen et chez lesquels le dégoût de la vie va parfois jusqu'aux idées de suicide.

J'ai cité encore la *coqueluche*, maladie pour laquelle aucun auteur allemand ne recommande la cure de raisins. Plusieurs médecins, par contre, dans le traitement de la coqueluche, préconisent l'usage du petit-lait. Le Dr Löwenthal, membre du Conseil de Santé, médecin distingué de Berlin, qui conserve les traditions du célèbre Heim, emploie depuis de longues années cet excellent moyen avec le plus grand succès. Perle [1], qui cite cette autorité, l'a employé aussi avec avantage dans cette maladie. *A priori* on devait donc attendre du raisin, qui a des propriétés toniques plus prononcées que le petit-lait, un effet au moins égal si ce n'est supérieur. Les faits confirment cette prévision. Suivant l'opinion de plusieurs excellents praticiens de Lausanne, déjà d'un certain âge, parmi lesquels je citerai mon beau-père, M. le Dr Burnier, dont l'expérience égale l'habileté, la coqueluche est la maladie des enfants, dans laquelle la cure de raisins est la plus applicable et

[1] EDUARD PERLE. *Die Molken und ihre Heilkraft*. Berlin 1858, p. 36.

rend les services les plus signalés. On doit choisir des raisins fendants, très mûrs, de première qualité, et y joindre un régime tonique et plutôt sec. Dans une famille d'enfants américains, assez scrophuleux, qui étaient affectés de la coqueluche depuis le milieu de septembre, j'ai vu, à la fin de la vendange et au moment où les raisins extra-mûrs et cueillis depuis quelque temps commençaient déjà à perdre un peu de leur eau, cette maladie diminuer et finir par s'éteindre. Ce même automne, mes propres enfants, qui avaient des quintes de toux très fatigantes et chez lesquels je m'attendais à voir se développer la coqueluche, en ont mangé en abondance et s'en sont très bien trouvés.

V. Il me reste encore à énumérer quelques maladies pour lesquelles les auteurs allemands recommandent la cure de raisins. Ce sont :

1° *Certaines maladies du cœur et des gros vaisseaux* (Helfft [1]). Ici l'usage du jus de raisins, joint à un bon air et à une vie tranquille et réglée sous tous les rapports, calmerait la circulation et diminuerait, du moins momentanément, les symptômes consécutifs de la maladie.

2° Les *hydropisies* (Joachim, Schweich, Wolff, Hirsch, Magdeburg), surtout celles qui sont en relation avec une affection abdominale ou un état anormal de la menstruation et cela à cause de l'action du raisin sur le foie, l'intestin et les reins.

Les observations que j'ai à l'égard de ces maladies,

---

[1] HELFFT. *Balneothérapie*, p. 117.

sont peu concluantes ou défavorables. Chez deux personnes affectées de maladies du cœur, j'ai dû suspendre momentanément la cure de raisins, à cause de l'excitation de la circulation, de l'augmentation des palpitations, et la reprendre ensuite avec plus de modération. J'ai dû la faire cesser définitivement à des hydropiques, à cause d'accidents intercurrents, tels que indigestion, constipation, diminution des urines, suffocation, etc., et revenir à des moyens pharmaceutiques. Après un traitement hydragogue énergique ou après la ponction, comme l'observation citée plus haut du Dr Bezencenet le montre, la cure de raisins peut amener de bons résultats.

3° Dans l'*albuminurie*, Hirsch[1] voudrait qu'on essayât l'usage du raisin. Il se fonde sur les bons effets de l'acide nitrique dans cette maladie, et retrouve son analogue dans les acides organiques joints, dans le raisin, à des principes alimentaires légers. Il n'a, d'ailleurs, aucune observation à présenter. Moi j'en ai une qui est loin d'être encourageante, et qui se rapporte à l'un des cas d'hydropisie que je viens de mentionner, et dans lequel le malade avait voulu, contre mon avis, faire la cure de raisins.

4° Pour le *diabète* lui-même, le raisin a trouvé des avocats. Le célèbre Dr Todd de Londres, qui était ici l'été dernier, m'engageait à l'essayer, en me disant, autant que je me le rappelle, qu'il avait employé avec succès le sucre contre les symptômes comateux du diabète. Sur quoi se fondait-il? Y avait-il là une association d'idées

---

[1] Ouvr. cit. p. 31.

entre la glycose, contenant virtuellement l'alcool, et sa pratique habituelle de l'administration de ce spiritueux dans la pneumonie? On trouverait peut-être la réponse à cette question dans son ouvrage « *Todd's clinical lectures on diseases of the brain, on certain diseases of the urinary organs,* » que je vois annoncer dans le *Medical Times* de février. Tout ce que je puis dire, c'est que dans un cas très positif de glycosurie qui avait été méconnu, la cure de raisins, ordonnée pour une maladie du foie qu'on admettait et qui n'existait pas, augmenta la soif et la quantité des urines et fit empirer rapidement les accidents.

5° C'est pour ne rien omettre que je cite encore :

avec Magdeburg [1] les *maladies vénériennes.* Je ne vois pas trop ce que la cure de raisins aurait à faire dans la syphilis proprement dite, soit qu'il s'agisse des accidents primitifs, soit qu'il s'agisse des accidents consécutifs. Ce ne serait guère que dans la forme chronique de la blen-norrhagie (Nachtripper) que la cure de raisins pourrait être préférée aux moyens ordinaires;

et avec Wolff [2], les *maladies produites par l'emploi des préparations mercurielles, iodurées, etc.* Je n'ai pas d'expérience à cet égard. Le Dr Rilliet de Genève, praticien aussi distingué qu'écrivain de premier ordre, qui réunit à un si haut degré le talent de l'observation la plus exacte et l'esprit d'analyse le plus fin, a attiré de nouveau l'attention du monde médical sur l'action du iode sur l'économie,

[1] Ouvr. cit. p. 36.
[2] Ouvr. cit. p. 31.

par son *Mémoire sur l'iodisme constitutionnel*[1], qui a soulevé des débats si prolongés à l'académie de médecine de Paris. Comme moyen de traitement, d'accord avec le Dr Coindet, il conseille entre autres, le lait de vache à la glace dans certains cas, le lait d'ânesse tiède dans d'autres, un régime analeptique, les ferrugineux, les toniques, le changement d'air, etc. Il est fort probable, d'après cela, que, dans certains cas d'iodisme, on obtiendrait aussi les meilleurs résultats de la cure de raisins.

CHAPITRE SEPTIÈME.

Manière de faire la cure de raisins.

Au premier abord, ce chapitre pourrait sembler superflu et l'on serait tenté de se demander s'il est nécessaire d'explications et de règles pour user d'un des fruits les plus agréables et les plus salutaires que le Créateur nous ait accordés. Ne suffit-il pas, pour faire la cure, d'aller à la vigne,

---

[1] *Gazette hebdomadaire de médecine*, Tom. VII, n° 14.

de cueillir du raisin, d'en manger à son appétit, quitte à s'arrêter lorsque l'envie cesse pour recommencer plus tard lorsque le cœur vous en dit? C'est ainsi que font bien des personnes qui ne s'en trouvent pas plus mal, c'est la pratique des habitants des pays de vignobles, qui, connaissant le raisin depuis leur enfance, attendent avec impatience le retour de la saison, saluent avec des transports de joie la première grappe dont les grains *traluisent* et se mettent à en manger selon leur bon plaisir, faisant ainsi la cure, comme M. Jourdain sa prose, sans s'en douter et sans s'inquiéter des règles de l'art.

Mais est-ce là véritablement une cure de raisins? Et, ce que des gens bien portants peuvent faire sans inconvénient, des personnes malades ou valétudinaires le peuvent-elles également? D'ailleurs parmi les malades qui nous viennent du Nord, il s'en rencontre qui, n'ayant jamais vu de raisins auparavant, ne savent pas distinguer un raisin mûr d'un raisin mal mûr. Quelques-uns, dans leur impatience de commencer la cure, mangent volontiers un raisin que nous, habitants du pays, dédaignerions; d'autres, dans leur désir de la faire le plus consciencieusement possible, en prennent des quantités beaucoup trop considérables. D'autres enfin sont plus timides, ne savent que faire et nous demandent en arrivant : En quoi consiste la cure? Quand pourrai-je la commencer? Quelle espèce de raisins faut-il prendre? Combien dois-je en manger? à quelles heures? de quelle manière? quel régime dois-je suivre? etc., etc., autant de questions auxquelles je vais chercher à répondre.

Remarquons tout d'abord que nous ne pouvons le faire

que d'une manière générale, qu'il est impossible et qu'il serait très mal à propos de fixer des règles absolues pour tout le monde, car ici, comme dans toutes les applications thérapeutiques, il faut savoir individualiser.

J'ai déjà dit plus haut qu'une cure de raisins supposait un moyen méthodique plus ou moins prolongé, et j'ai indiqué les circonstances dans lesquelles elle se faisait.

En général les malades arrivent dans notre pays d'après l'ordonnance de leur médecin et, chose qui est bien à désirer, munis d'une lettre de consultation contenant l'historique de la maladie, les remèdes employés et le plan du traitement qui doit être suivi et dont la cure de raisins est un des moyens d'exécution. En supposant réglées les conditions matérielles d'un séjour à l'étranger, de manière à laisser tout repos d'esprit au malade, la cure de raisins à proprement parler ne demande pas de *préparation*. Tout au plus peut-il être nécessaire quelquefois de dissiper un état saburral par un purgatif ou, dans certains cas très exceptionnels, par un émétique. Ce qui est plus important, c'est que le malade qui vient d'une eau minérale active, qui a fait son voyage souvent d'une manière rapide, qui a changé son genre de vie, se repose pendant quelques jours et ne croie pas gagner du temps en mangeant dès son arrivée du raisin en abondance.

Outre qu'il est très utile pour l'organisme d'avoir un moment de repos, les étrangers arrivent souvent avant que les raisins soient assez mûrs. *L'époque de la maturité* varie, suivant les années, d'une manière quelquefois assez considérable, c'est-à-dire de la fin du mois d'août au commencement du mois d'octobre. M. Blanchet, à qui je demandais des renseignements à cet égard, au lieu d'un chiffre m'a donné pour réponse un fait d'histoire naturelle : « La maturité des raisins coïncide avec l'apparition des hoche-queues ou bergeronnettes (*Motacilla*, Cuv.). » La conduite de ces petits oiseaux, qui sont de passage régulier au bord de notre lac, est assez la même que celle de nos visiteurs du Nord. Dès le mois d'août, ils commencent à arriver, les uns plus tôt, les autres plus tard ; le plus grand nombre passent les Alpes, mais quelques-uns se contentent de notre climat et restent sédentaires chez nous pendant tout l'hiver ; ils reparaissent de nouveau au mois d'avril. Du reste, soit pour l'aller, soit pour le retour, l'époque de leur migration varie suivant les espèces et subit l'influence des circonstances atmosphériques[1]. Plusieurs monographes allemands disent que dans les bonnes années le raisin est mûr à la fin d'août, et dans les mauvaises, au commencement d'octobre ; c'est une erreur, et précocité n'est pas synonyme de qualité ; nous avons eu du vin d'une qualité supérieure dans des années où le raisin n'a été mûr que très tard et vice versa. Du reste, règle générale, les malades peuvent arriver ici dans la première quinzaine du

[1] Ainsi que me l'écrit de plus M. le D‍ʳ Depierre, conservateur du musée de Lausanne pour la partie zoologique, « c'est à l'influence atmosphérique, si ce n'est au hasard, qu'il faut attribuer la coïncidence de l'apparition de ces oiseaux avec la maturité plus ou moins précoce des raisins, car ils ne s'en nourrissent pas et ne fréquentent même pas les vignes. Les étourneaux (*Sturnus*, Lin.) et les grives (*Turdus musicus*, Lin.), qui sont si friands de raisins et qui pâturent en troupes nombreuses dans les vignes au moment de la vendange, indiqueraient à plus juste titre l'époque de la maturité parfaite du raisin. »

mois de septembre. Les uns devront attendre quelques jours pour avoir des raisins parfaitement mûrs, d'autres, suivant les exigences spéciales de leur cas, trouveront de l'avantage à commencer de suite, avec des raisins moins mûrs et qui agiront d'une manière plus relâchante et plus antiphlogistique.

Quant à l'*espèce* de raisins la plus convenable pour la cure, elle dépendra du genre d'affection du malade et devra être déterminée par le médecin dans chaque cas particulier.

La *quantité* de raisins à manger varie suivant l'âge, la constitution de l'individu et la nature de sa maladie. Elle est en général de 3 à 6 livres par jour, elle est quelquefois plus considérable et l'on voit des malades l'élever à 8, 10 et même 12 livres. On commence par une quantité moindre qu'on augmente graduellement, quitte à la diminuer ensuite si elle n'est pas supportée.

En général tout le monde fait la cure avec plaisir et il est très rare de rencontrer des personnes qui n'aiment pas les raisins. Quelques-unes les mangent avec avidité les premiers jours, puis ensuite s'en dégoûtent, mais elles feront bien néanmoins de persévérer. D'autres au contraire peuvent dans les premiers jours à peine venir à bout de leur ration, mais en prenant courage, et grâce au bon effet des raisins sur les organes digestifs, finissent par en manger des quantités étonnantes. Le meilleur moyen de faciliter leur digestion et leur absorption, c'est de prendre beaucoup d'exercice et de vivre autant que possible en plein air. Pour la bonne réussite de la cure, je ne saurais donc trop recommander la promenade, la saison s'y prête d'une manière admirable, le soleil n'est pas trop chaud et semble en automne, plus que dans tout autre moment de l'année, faire ressortir la magnificence de notre contrée.

C'est surtout en vue de profiter de ces adjuvants hygiéniques, l'exercice et l'air, que l'on doit *répartir sur la journée* la quantité de raisins à manger et cela en trois portions : la première avant le déjeuner, la seconde entre le déjeuner et le dîner, la troisième avant la collation du soir. C'est la portion de l'avant-dîner qui sera toujours la plus considérable, elle fera à elle seule la moitié de la quantité totale de la ration journalière, tandis que l'autre moitié sera répartie dans les deux portions du matin et du soir. Ainsi en admettant que le malade en soit à six livres par jour, la *première portion* sera d'une livre et demie à deux livres qu'on mangera de 6 $^1/_2$ heures à 8 heures du matin, en se promenant si possible en plein air. Quelques malades ne peuvent supporter les raisins à jeun, du moins dans les premiers temps, et l'on est alors obligé de supprimer cette portion; quelques-uns s'y accoutument plus tard, ce qu'on facilite quelquefois en leur faisant manger en même temps un croûton de pain, Si les raisins sont bien supportés à jeun, on tâchera d'en augmenter la quantité, car c'est le moment où le corps, à la suite du long intervalle écoulé depuis le repos de la veille, est le mieux disposé à l'absorption. Le déjeuner aura lieu entre 8 et 9 heures, il doit être très léger et suffire tout juste à empêcher l'estomac de se fatiguer, par exemple : du pain sec, du pain avec un morceau de chocolat, du thé, du cacao, du chocolat léger à l'eau ou de la soupe.

Le dîner ayant lieu entre une et deux heures, on a environ trois heures de temps pour manger la *deuxième portion,* qui se trouve être la plus considérable, soit à cause de ce temps plus long, soit parce que c'est le moment le plus favorable pour sortir en plein air. C'est alors que l'on voit les routes et les promenades des environs se couvrir de promeneurs portant leurs provisions dans de légers paniers. Inutile d'ajouter que, sauf dans les cas spéciaux qui s'y opposent, la société et la conversation sont alors plutôt à rechercher.

Les raisins passent très vite, mais il faut laisser au moins une demi-heure de repos avant le dîner. Celui-ci doit être simple et approprié au régime de chaque cas particulier, j'y reviendrai plus tard. Ce qui me paraît important, c'est que la digestion se fasse complétement sans entrave quelconque. Aussi je n'approuve pas que l'on prenne au dessert et comme continuation de la cure une quantité notable de raisins. Si l'on en prend alors, ce ne doit être qu'en petite quantité et au même titre qu'une poire, une pêche ou tout autre bon fruit de la saison dont je ne saurais blâmer l'usage, pourvu toutefois qu'on n'en éprouve pas d'inconvénient, car on observe à cet égard des particularités remarquables. J'ai rencontré plusieurs personnes à qui une seule grappe de raisin, mangée après le dîner, causait du dévoiement, tandis qu'elles en pouvaient manger avant le dîner, même en grande quantité, sans en éprouver du tout le même effet.

C'est pour bien laisser achever la digestion que je pense qu'il ne faut pas manger trop tôt la *troisième portion* de raisins, mais laisser écouler au moins trois heures depuis le dîner. Il est rare qu'on ne puisse encore se promener à ce moment-là. Cette portion de raisins sera plutôt plus faible que celle d'avant déjeuner. Quelques praticiens de notre pays sont même d'avis de la supprimer totalement, et ne permettent l'usage du raisin à leurs malades que jusqu'au dîner.

Plusieurs auteurs allemands, en revanche, ordonnent encore un *quatrième repas* de raisins avant de se coucher. Je ne saurais le recommander comme règle générale ; en tout cas, si l'on mange encore du raisin dans la soirée ce ne doit être qu'en très petite quantité, car il en résulte facilement des pesanteurs, de l'insomnie et, le lendemain au matin, des renvois et peu d'entrain à poursuivre la cure.

Quant au *régime alimentaire*, il doit être en général simple et modéré et correspondre au but qu'on se propose d'atteindre dans chaque cas individuel.

Ainsi, dans les maladies du sang et de la peau, où l'on désire obtenir une action altérante et provoquer (cela dit sans d'ailleurs admettre de théorie humorale) l'élimination de certains principes morbifiques, on ne devra pas par la nourriture introduire de nouveau les principes azotés ou gras dont on recherche surtout l'exclusion en faisant faire la cure de raisins. Ce sont certainement les cas où la cure se fait de la manière la plus sévère ; c'est une espèce de traitement par la faim ou par l'eau ; les aliments sont très diminués surtout dans les premiers temps ; outre le pain et les légumes, on n'accorde que la quantité de viande strictement nécessaire pour introduire les principes réparateurs indispensables au soutien de l'organisme; ce sera d'ailleurs de la viande blanche exclusivement.

Dans la pléthore abdominale, les affections du foie, les hémorroïdes, où l'on désire obtenir nne action résolutive, on modifiera ce régime débilitant, en se souvenant néanmoins, qu'un régime légèrement tonique est souvent le meilleur adjuvant d'une médication résolutive; on permettra déjà davantage de viande, celle-ci sera toujours de la viande fraîche. Mais on évitera les graisses, les épices, les légumineuses. Pour boisson de l'eau, pas de café; si l'on permet du vin, ce ne sera qu'en très petite quantité.

Il en sera de même dans les hydropisies, où le régime devra être nourrissant, facile à digérer. On mangera peu à la fois, mais plus souvent.

Dans les cas d'hypocondrie, chez les hystériques, le régime deviendra plus tonique, on évitera les boissons chaudes.

Enfin, dans les cas où l'on désire remonter les malades, dans les convalescences, après des hémorrhagies, dans les scrophules, etc., il est évident que la diète devra être de plus en plus tonique et reconstituante, ainsi donc, viandes rôties, bon vin, etc.

Je ne puis d'ailleurs donner des divers aliments et des boissons une exposition plus détaillée; elle deviendrait fastidieuse sans pour cela être plus complète. Le régime pendant la cure de raisins doit différer le moins possible de celui auquel le malade est accoutumé. Quelques auteurs lui font subir des modifications qui me paraissent exagérées ou fâcheuses lorsqu'elles sont données comme règle générale. Ainsi, tandis que Schweich interdit le bouillon et la viande, ou du moins ne permet celle-ci que très exceptionnellement aux personnes délicates, Hirsch défend sévèrement tous les légumes, faisant tout au plus une exception en faveur de quelques pommes de terre cuites avec du sel. Je ne saurais m'expliquer le motif de semblables exclusions et je dirai avec Engelmann, que je ne connais aucun aliment incompatible par lui-même avec l'usage du raisin. Je ferai toutefois une réserve à l'égard du lait dont on s'abstiendra à déjeuner et qu'on ne prendra en aucun cas près du moment où l'on aura mangé du raisin. Les aliments gras, la viande de porc, le fromage, les aliments pesants, venteux, indigestes, qu'on doit éviter en tout temps, sont particulièrement défendus aux malades, compris dans les premières divisions ci-dessus. Les monographes allemands excluent encore spécialement ce qu'ils appellent les *Mehlspeisen* ou mets farineux, dont l'usage en Allemagne est poussé jusqu'à l'excès ; ensuite le pain noir qui est pesant et facilement fermentescible. Chez nous une pareille recommandation n'est pas nécessaire.

Quant à la *manière de manger* les raisins, il y a plusieurs observations à faire. Et d'abord la plupart des médecins conseillent de rejeter la gousse et les pepins.

Quant à la gousse, je suis parfaitement de cet avis, elle est tout à fait réfractaire à la digestion, et s'évacue telle qu'elle. Le marc entrant pour un cinquième dans le poids du raisin entier et la gousse formant les quatre cinquièmes du marc, nous aurons sur les six livres de raisins mangés dans la journée, bien près d'une livre pour le poids total des gousses. On conçoit que cela puisse peser à l'estomac, et que pour peu que les gousses commencent à y fermenter, il se produise du météorisme. De plus quand on voit le volume représenté par cette quantité de gousses, on comprend que cela puisse amener une constipation mécanique souvent fâcheuse. En effet, à moins qu'il ne se produise des selles fréquentes qui les emmènent en quantités fractionnées, ce qui a lieu lors de la diarrhée saburalle, ces gousses finissent par s'amonceler à la partie inférieure de l'intestin; elles peuvent y être retenues plus ou moins longtemps, s'y durcir, y former un barrage et occasionner des accidents fort désagréables qui ne peuvent être surmontés qu'au moyen de l'art. C'est souvent le cas chez les enfants à qui l'on ne peut pas parvenir à faire rejeter les gousses et c'est certainement aussi une des raisons qui contribuent à ne pas trop recommander pour eux la cure de raisins. Mais c'est aussi le cas chez les adultes, et je tiens de la bouche d'un ancien chirurgien de Turin, le Dr Finelli, le fait d'un homme qu'il opéra pour une hernie stercorale; l'intestin ayant été gonflé de pellicules durcies qui formaient un mur insurmontable, celui-ci dut être incisé et il s'en suivit un anus contre nature. Ainsi donc rejetons les gousses, ce qui se fait très facilement, mais ne croyons pas d'ailleurs notre cure manquée si par ci par là nous en avalons quelques-unes. Je crois même que suivant le but spécial de la cure, cela peut être fort utile à cause du tannin qu'elles renferment; ainsi dans des cas de diarrhée, on fera bien alors de les mâcher plus exactement pour en extraire le principe astringent.

Quant aux pepins, ils forment un volume bien plus petit et ne peuvent produire d'accidents, mais c'est un vrai supplice que de devoir les rejeter tous et je ne crois point qu'il soit nécessaire de s'y appliquer. D'ailleurs eux aussi peuvent être utiles à cause du tannin et des principes odorants qu'ils contiennent. Un de mes confrères estime qu'ils agissent aussi d'une manière mécanique comme les graines de moutarde blanche en stimulant le mouvement péristaltique de l'intestin.

Quelques auteurs conseillent de faire, à la vigne, le premier repas de raisins et de les manger là encore humides de rosée. Certainement c'est une bonne chose de se lever matin et de manger les raisins en plein air et en prenant de l'exercice, et l'idée d'aller dans une vigne d'où l'on jouit, comme c'est le cas dans la plupart des nôtres, de la vue du plus beau lac du monde, de cueillir les raisins soi-même, est un stimulant pour sortir du lit, et cela peut être très utile pour les hypocondriaques, par exemple ; mais le terrain de la vigne est, le matin en général, un peu humide et l'on risque fort, en marchant dans un sol tendre, d'en ressortir avec les pieds froids et imprégnés d'humidité, ce qui amène presque infailliblement des maux de ventre. Je crois qu'il est plus pratique de se promener tout simplement sur le terrain sec et dur de la grande route, des promenades ou des terrasses. D'ailleurs l'on ne sait guère la quantité de raisins qu'on mange lorsqu'on les cueille à la vigne et, déjà en partie pour cette raison, ce n'est point facile dans notre pays de passer de pareils traités avec les propriétaires; cela se fait quelquefois, mais c'est l'exception.

Le raisin humide de rosée passe d'ailleurs un peu mieux que celui conservé à la maison; le premier relâchera plus vite que le dernier; le premier est une boisson rendue encore plus rafraîchissante par cette petite addition d'eau; le second, au bout de quelques jours surtout, perd un peu de son eau et ressemble plus à un aliment.

Cette dernière remarque s'applique aux raisins que l'on mange à la vigne dans le milieu du jour et lorsqu'ils sont chauffés par les rayons du soleil. On sent vraiment qu'ils réchauffent l'estomac comme s'il s'y faisait déjà un commencement de fermentation alcoolique.

Les raisins froids font sur les dents de quelques malades, à raison de leur basse température, une impression désagréable; on remédie à ce léger inconvénient en exposant les raisins au soleil ou bien en les trempant rapidement une ou deux fois dans de l'eau chaude.

Un autre reproche en apparence plus sérieux est l'action défavorable des raisins sur les dents, à cause de leur crudité. Mal mûrs, il n'est pas douteux que les raisins agacent les dents et qu'en effet les acides, qui s'y trouvent alors en grande quantité, ne puissent avoir une influence fâcheuse sur l'émail et même, pour peu que ce dernier ait une fente, sur la substance tubuleuse. Mais lorsqu'ils sont mûrs, ils contiennent alors une trop petite quantité d'acide libre, d'ailleurs trop bien enveloppé dans un véhicule muco-sucré, pour pouvoir être réellement nuisible. Néanmoins toutes les années, je rencontre une ou deux personnes très nerveuses et irritables, qui renoncent à la cure à cause de l'impression qu'en reçoivent leurs dents et qu'elles ne peuvent pas, disent-elles, supporter.

C'est en partie pour obvier à cet inconvénient et à l'ennui de rejeter les gousses et les pepins, que l'on a proposé de faire la cure en buvant le jus du raisin fraîchement exprimé. A cet effet, on a fait construire de petits *pressoirs;* il en existe à l'hôtel Monnet au moyen desquels le malade lui-même se prépare au moment même sa ration de jus. On a proposé aussi des *cures de moût,* ce qui est à peu près la même chose, sauf qu'il peut s'écouler plus ou moins de temps depuis le moment de sa préparation jusqu'à celui où on le boit, car d'après le Dr Engelmann qui a publié aussi un travail sur les cures de moût frais (que je regrette de ne pas avoir), on peut renfermer celui-ci dans des bouteilles avant qu'il commence à fermenter, le conserver longtemps dans cet état et même l'envoyer au dehors. Je n'ai jamais dirigé de pareilles cures, mais il est évident qu'elles doivent avoir de bons résultats. Cependant mangés un à un, les grains de raisins, écrasés entre les dents, restent plus longtemps en contact avec la muqueuse de la bouche; ils rafraîchissent et raffermissent les gencives et augmentent la sécrétion de la salive. Ces petites quantités de jus de raisins, avalées lentement et successivement, agissent sur les glandes mucipares et ont une heureuse influence sur l'arrière-bouche, les amygdales; cette action locale n'est pas à dédaigner dans certaines affections chroniques de ces parties. Une considération à faire valoir en faveur du moût, c'est l'avantage d'éviter la fatigue provenant de la mastication des raisins, fatigue qui peut aller jusqu'à un sentiment de crampe et de douleur dans les muscles masticateurs.

Je dois dire un mot de certains *états particuliers* ou de quelques *incidents* qui peuvent engager à modifier ou à suspendre la cure de raisins, tels que la menstruation, la grossesse, l'allaitement, le flux hémorroïdal. Impossible ici de donner une règle générale et dans chaque cas particulier, il y aura lieu à un examen sérieux de toutes les considérations qui doivent motiver notre décision.

J'attends volontiers que la *menstruation* soit passée pour commencer une cure de raisins; souvent je laisse continuer la cure pendant ce moment-là sans en voir le moindre inconvénient; dans des cas douteux néanmoins, je fais suspendre ou du moins diminuer considérablement la quantité.

On ne fait guère de cures proprement dites pendant la *grossesse* ou pendant *l'allaitement,* mais l'usage modéré du raisin peut alors être parfois très utile. Je retrouve ici une note sur la Baronne de T......f, dont l'enfant âgé de quatre mois poussait habituellement des cris horribles; il était constipé, avait des vents et une difficulté d'uriner. Sa mère qui l'allaitait était sujette à la constipation. Elle la combattait par divers remèdes, tels que, magnésie, huile de ricin, lavements, etc., qu'elle faisait aussi prendre dans l'occasion à son enfant. Très attentive à son régime et voyant que lorsqu'elle mangeait du fruit, et en particulier du raisin, son enfant n'en criait pas davantage, elle se mit à en faire une espèce de cure. Au bout de quelques jours, elle en éprouva les meilleurs effets, soit sur elle, soit sur l'enfant ; celui-ci se mit à uriner, sa langue autrefois blanche et pâteuse se nettoya, l'appétit augmenta sensiblement, les vents et la constipation cessèrent et surtout les cris qui troublaient son repos et celui de ses parents.

Le *flux hémorroïdal*, qui est quelquefois une crise heureuse amenée par la cure, peut réclamer une diminution ou une suppression totale de celle-ci.

Il en est de même pour les *hémoptysies*, qui sont du reste très rares et toujours très momentanées.

On observe aussi, mais rarement, certaines *idiosyncrasies* et divers *accidents* morbides qui s'opposent à la continuation de l'usage des raisins. J'ai noté plusieurs dames sur lesquelles ils produisaient régulièrement des *migraines*, sur d'autres des éblouissements, sur d'autres personnes du chatouillement au cou, un sentiment de constriction, perte de l'appétit, langue pâteuse, etc. J'ai déjà mentionné accidentellement les *aphtes* (auxquels on remédie en les frottant avec de la magnésie), des aigreurs, des *dérangements d'estomac* (la magnésie réussit aussi très bien à l'intérieur, de même que l'eau de soude, les camomilles, etc.), des vomissements, la colique, des *diarrhées* (j'ai parlé plus haut de la diarrhée saburrale). Puis aussi la *constipation*, qui exige parfois les lavements ou l'emploi de quelques sels, autant d'accidents qui sont en général passagers.

On en rencontre aussi qui sont plus persistants et plus sérieux, ainsi :

1° L'*ictère* qui peut se présenter, soit seul, soit comme symptôme d'une hépatite le plus souvent apyrétique. J'ai observé cet accident assez fréquemment, mais presque exclusivement chez les enfants, et quelquefois, accompagné de fièvre et de symptômes cérébraux qui pouvaient pour un moment donner de l'inquiétude et faire croire à une maladie plus grave [1].

2° Une inflammation particulière de la bouche, une vraie *stomatite*. Voici la description que M. le Dr Delaharpe de Lausanne a bien voulu me donner de cette affection, qui n'a pas, à ce qu'il paraît, été décrite jusqu'à présent.

« Cette maladie n'est pas un effet constant de l'usage du raisin, car on ne l'observe pas dans les années précoces et chaudes : elle se voit surtout dans les années humides, lorsque la maturité est imparfaite et dans les vignobles moins favorablement situés. Elle n'est pas non plus due exclusivement à cet usage, car certains fruits acides, les cerises, les pommes, les prunes en particulier, la produisent aussi : chose singulière, je ne l'ai pas observée à la suite de l'usage des groseilles.

» Cette stomatite a deux degrés, l'un plus léger, plus fréquent, simple indisposition ; l'autre plus intense, plus rare, constitue une vraie maladie : celui-ci ne se voit guère que chez les enfants. Je ne saurais expliquer cette dernière préférence par une plus grande *vulnérabilité* des

[1] J'ai été heureux d'apprendre, à la dernière séance de la Société médicale de Genève, de la bouche du Dr Rilliet, qu'il avait consigné ce fait dans la seconde édition de son excellent ouvrage, dont je ne possédais que la première, RILLIET ET BARTHEZ, *Traité clinique et pratique des maladies des enfants;* 2me édition, Paris, 1853. Vol. III, page 29.

muqueuses de l'enfance : les enfants n'y vont pas à demi et avec mesure lorsqu'ils se jettent sur le fruit ; ils en vivent uniquement s'ils le peuvent ; rien de surprenant que l'effet des acides sur la muqueuse se montre, chez eux, avec une intensité qui équivaut à une brûlure.

» 1re *forme*. La quantité des raisins acides, nécessaire pour la produire, est très variable, parce que tout dépend ici de l'état des fonctions digestives. Il est des personnes qui ne peuvent supporter aucun acide ; celles-là sont déjà prises après avoir fait usage d'une seule grappe de raisin : d'autres ne s'aperçoivent du mal qu'au bout de quelques jours de l'usage de ces fruits.

» Les unes et les autres commencent par ressentir une irritation douloureuse dans les gencives qui se gonflent ; bientôt le mal s'étend à la langue, puis enfin à l'intérieur des joues. Je ne l'ai jamais vu gagner la gorge.

» Si l'on examine ces organes, on trouve les gencives rouges, injectées : l'intérieur des lèvres porte des traces de vive rougeur, disposée par places le long de leur attache à la machoire. Les bords de la langue et son sommet sont fortement piquetés de rouge ; le centre, enduit de jaune pâle ; l'intérieur des joues est plutôt pâle et comme s'il eût été baigné dans du lait. Une salive abondante s'écoule des glandes salivaires. Ce symptôme est cependant plus remarqué dans la forme suivante. Les malades accusent une sensation de brûlement dans toute la bouche ; il leur semble, disent-ils, qu'ils ont mangé du poivre.

» Dans cet état de choses, les malades, se croyant échauffés, se mettent à la limonade ou mangent encore du raisin ; l'irritation augmente immédiatement et la mastication devient douloureuse et difficile. Ils se privent alors pour l'ordinaire d'acides, prennent du lait et des boissons émollientes, et le tout se dissipe peu à peu.

» Le moyen le plus simple de parer à cet accident consiste à modifier le régime. Si l'on tient à continuer l'usage des raisins, il faut prendre : 1° soir et matin de la magnésie qui alors produira un effet purgatif marqué ; 2° faire usage de viandes, d'un peu de bon vin du midi de la France, mêlé d'eau, et éviter tout autre fruit. L'irritation de la bouche se dissipe en peu d'heures par des gargarismes de vin spiritueux et pur. Les malades ont de la peine à croire ce conseil sur parole : qu'ils fassent l'essai !

» Une bonne vieille ménagère, femme de médecin, avait l'habitude de pétrir sa pâte avec un peu de poivre en poudre, lorsqu'elle faisait des gâteaux au fruit, et évitait ainsi à ses enfants les incommodités d'une mauvaise digestion.

» 2me *forme*. Celle-ci survient assez brusquement. Les enfants se plaignent tout à coup de souffrir dans la bouche et à chaque repas refusent les aliments. Tout ce qui est chaud leur fait surtout mal ; la mastication est douloureuse. Dès lors ils refusent les aliments solides et ne veulent que boire froid et par petite quantité. En même temps, ils tiennent la bouche entr'ouverte, les lèvres légèrement écartées ; ils s'opposent à l'examen de leur bouche, ne parlent qu'avec difficulté et du bout des lèvres.

» Si l'on examine la bouche, les signes d'inflammation n'y sont pas aussi saillants que dans l'autre forme. Les lèvres sont plutôt pâles, quelquefois gercées dans les angles, mais leur surface est lisse, humide, luisante. La muqueuse buccale des lèvres, des gencives et des joues, est de même fort humide, pâle et souvent couverte de vergetures blanchâtres très sensibles au toucher. La langue est pâle, souvent entièrement dénudée d'épithelium et très sensible ; ses papilles sont effacées ; sa surface est lisse, très humide ; au centre elle porte parfois un léger enduit blanchâtre lisse. La salive coule en abondance, elle est fort acide.

» A cette stomatite générale et superficielle se joignent souvent des symptômes non équivoques d'irritation gastrique et intestinale. De la douleur à la pression de l'épigastre, des tranchées passagères ; parfois, mais rarement, de la diarrhée avec ténesme ou des vomissements aqueux ; le ventre tendu, un peu de fièvre éphémère, avec les extrémités froides et la face pâle. Les malades sont de fort mauvaise humeur, taciturnes.

» *Traitement.* Abstinence de tout fruit crû ou cuit, de tout aliment sucré, acide, salé, chaud ou même tiède.

» La seule chose que les malades prennent et qui leur convienne, c'est le lait froid, non bouilli, le lait d'amandes non sucré — s'il n'y a pas de diarrhée, de la magnésie calcinée, délayée dans du lait — l'eau de chaux est trop styptique — le mucilage de coing très convenable, mais les enfants le refusent en général.

» Au reste cette maladie n'est pas de longue durée ; au bout de peu de jours les soins indiqués la font disparaître et il ne reste plus que de la disposition à la diarrhée, de la soif et de la dyspepsie. Alors, la rhubarbe unie à la magnésie, les infusions de camomille, les· bouillons de viande, le chocolat et plus tard le café, sont indiqués.

» Du reste, dès que les malades retournent aux fruits, les rechutes sont très promptes et ne manquent pas d'amener des diarrhées habituelles et des dyspepsies, qui produisent à leur tour la faiblesse générale et l'anémie. »

Ces divers accidents tiennent quelquefois à une prédisposition individuelle ou de famille, car je les ai observés chez le même individu plusieurs années de suite et chez tous les membres d'une même famille, et cela dès le début de la cure. Mais d'autrefois, ils sont l'indice que la cure a été suffisamment prolongée et nous font reconnaître en quelque sorte *le point de saturation.*

Rien du reste de plus variable, en sorte qu'il est bien difficile de fixer d'avance quelle sera la *durée* d'une cure. Indiquons pourtant une moyenne de trois à quatre semaines, tout en réservant les cas dans lesquels on la prolonge avec avantage bien plus longtemps encore après la fin de la vendange. On se sert alors de raisins qu'on conserve très facilement pendant tout l'hiver en les suspendant avec du fil dans des fruitiers plutôt froids et secs. La tige et les pétioles des grains se dessèchent, la pellicule se ride, les raisins perdent un peu de leur eau et deviennent naturellement plus doux et plus nourrissants; j'en mange encore d'excellents gardés ainsi jusqu'au mois de mai. On les conserve aussi en les enterrant dans de la sciure de bois très fine; ils restent alors plus frais, plus verts, ne se rident pas, mais prennent en revanche un goût fade et de recuit qui les rend bien inférieurs à ceux conservés par la première méthode.

La *fin* de la cure est souvent fixée par les circonstances extérieures. Plusieurs des malades doivent passer l'hiver en Italie ou encore plus au midi, à Alger, en Egypte et craignent de partir trop tard et d'être pris par le froid avant d'avoir traversé les Alpes. Du reste cette considération diminue tous les jours avec l'amélioration des moyens de communication.

Outre le régime alimentaire, l'exercice et la vie en plein air, dont j'ai parlé plus haut, il me resterait encore bien des choses à dire sur plusieurs *adjuvants hygiéniques* et sur toutes les *conditions matérielles et morales,* favorables à la réussite de la cure de raisins. Je me borne à mentionner, d'une manière sommaire, la gymnastique, les frictions sèches et humides; dans certaines circonstances les bains; de plus, la nécessité d'une bonne chaussure, d'un habillement approprié à la température; ensuite une bonne distribution de son temps sans fatigue intellectuelle, ni préoccupation morale, des distractions et des ressources de société convenables. Sans parler de la saison et des raisins en eux-mêmes, qui ne dépendent pas de nous et que nous recevons chaque année de la main de la Providence, il faut encore, si possible, choisir un *bon climat,* un *beau pays.*

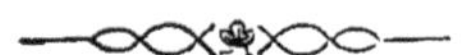

Und wär' ich auch, mit Hallers Wissenschaft,
Von Grœnlands Eis bis zu Tahitis Wogen,
Mit Gessners Blick, mit Ansons Heldenkraft,
Mit Claude Lorrains Kunst die Erd' umflogen;

Doch weiht' ich ewig, im Erinnerungstraum,
Nur dir der Sehnsucht und des Dankes Thränen;
Doch würd' ich mich in jedem Schöpfungsraum,
O See! verbannt aus deinen Himmeln wähnen.

Matthisson.

—

Mon lac est le premier.

Voltaire.

CHAPITRE HUITIÈME.

VEVEY

considéré comme

lieu de cure et station de climat.

Pour donner une idée de la contrée où Vevey est situé, je ne puis faire mieux que de transcrire ici l'opinion d'une personne tout à fait désintéressée dans ses appréciations. L'auteur anonyme du petit écrit intitulé *Der Aufenthalt am Genfersee,* qui paraît avoir séjourné plusieurs années au bord de notre lac, dans la partie qui s'étend de Vevey à Villeneuve, et qui, sans être médecin, a rassemblé beaucoup de données fort intéressantes sur le climat et les conditions hygiéniques et matérielles de cette contrée, dit, en parlant de la cure de raisins : « L'efficacité de ce moyen dépend essentiellement de l'endroit qu'on choisit pour y faire la cure. Les habitants du sud de l'Allemagne, de la Bavière, de l'Autriche, se rendent de préférence à Méran, et certainement cette localité est tout à fait convenable. Ces dernières années on a recommandé, dans le même but, Gleisweiler, Dürkheim et Neustadt an der Haardt, Kreuznach, St-Goarshausen et même Gruneberg. Les petits écrits qui ont paru sur ces localités sont tous ce qu'on appelle des *Orationes pro domo*. Montreux n'en a pas besoin. Nous pouvons affirmer hardiment qu'il l'emporte même sur Méran et qu'il n'y a point de localité préférable pour faire la cure de raisins. » Notre auteur en donne pour raisons : « 1° la douceur du climat; 2° la bonne qualité des raisins; 3° les ressources de société. »

Vevey, à qui ce passage s'applique de la manière la plus complète, offre, en outre, des avantages d'habitation, de comfort, et des facilités de tout genre qui ne sont certes pas à dédaigner. En effet, quoique Vevey ait à peine 6,000 habitants, ses ressources matérielles, littéraires et sociales sont hors de proportion avec ce chiffre de population.

Je ne parlerai pas de sa position admirable, de la magnificence de la vue. Rousseau, Voltaire, Matthisson, Byron et bien d'autres encore ont célébré ce coin de pays, et leurs éloges sont restés au-dessous de la réalité. Personne ne peut voir ce ciel, ce fond du lac, cet amphithéâtre de montagnes, sans être plongé dans une admiration que rien ne peut rendre. Et nous-mêmes, habitués à ce spectacle et qui, semblerait-il, devrions être blasés sur une vue toujours la même et depuis longtemps connue, pouvons-nous jamais la contempler sans être remués jusqu'au fond de l'âme?

Mais, pour en revenir à notre but spécial, Vevey, chef-lieu du district le plus considérable du vignoble vaudois, car à lui seul il en représente environ le cinquième, a vu se centraliser sur cette place le commerce des vins. Nulle part les raisins n'abondent pareillement; les marchés tenus sur la grande place au bord du lac, et les étalages dispersés devant les hôtels et dans différentes places de la ville et des promenades, en offrent à choix aux amateurs. On peut d'ailleurs s'y procurer les espèces qui, suivant les conseils du médecin, répondent le mieux aux indications physiologiques et qui proviennent de diverses localités plus ou moins éloignées, telles que Lavaux, Villeneuve, Aigle et même le Valais. Et, chose singulière, qui du reste a lieu aussi pour le lait et pour d'autres denrées, on les obtient ici plus facilement et à meilleur marché que sur la place même de la production, le paysan préférant toujours vendre ses produits en ville, même à un prix inférieur. La concurrence les y maintient à un prix très raisonnable et proportionné à l'abondance de la récolte. Au bout de peu de temps, chacun sait reconnaître les caractères d'une bonne qualité et de l'espèce qui lui est ordonnée.

Tous les ouvrages qui parlent de Vevey, mentionnent une fête, célébrée à des intervalles irréguliers, connue sous le nom de *Fête des vignerons*, s'étendent sur sa magnificence, sur son caractère mythologique, sur les préparatifs immenses qu'elle exige et sur le nombre d'étrangers qu'elle attire. Mais ce que l'on passe sous silence ou sur quoi l'on n'insiste pas assez, c'est que la société appelée *Abbaye des vignerons,* est une institution qui a pour but l'amélioration de la culture de la vigne, et qui le poursuit par tous les moyens possibles. Ainsi, toutes les vignes du district sont visitées à diverses époques par des experts jurés. Le résultat de ces examens est transmis aux divers propriétaires qui, eux-mêmes incapables d'en juger, apprennent ainsi comment leurs vignes sont cultivées. Les vignerons qui se sont distingués par la supériorité de leur travail, reçoivent des récompenses honorifiques et pécuniaires. La juridiction de cette confrérie, unique dans son genre, du moins à ma connaissance, est limitée à notre district.

Relativement à la maladie de la vigne, jusqu'à présent, sauf quelques treilles, le district de Vevey a été épargné par l'oïdium. Il y a quatre ou cinq ans, quelques parties des vignobles de Lavaux et d'Aigle en ont souffert, mais dans une étendue si restreinte que cela n'a jamais eu d'influence sur la qualité de la récolte, ni sur le prix des vins. J'ajouterai encore, qu'il n'est jamais arrivé que les raisins n'aient pas mûri. En 1816 et 1817, il y a eu excessivement peu de vin, par suite de circonstances atmosphériques, mais le vin n'était pas mauvais. En 1845, 47 et 51, le vin a été très médiocre, néanmoins les raisins étaient très agréables à manger et, pour le goût, il n'y a certainement pas autant de différence entre des raisins qui donnent des vins de qualités très différentes, qu'il n'y en a entre ces vins eux-mêmes. Les effets de la cure, comme nous l'avons vu dans le cinquième chapitre, en sont sans doute un peu modifiés; mais l'on peut contrebalancer la qualité généralement inférieure de l'année, en faisant venir des raisins de localités particulièrement bien exposées, tels que le Désaley à Lavaux, ou certaines portions du vignoble d'Aigle. En définitive, et à l'inverse de ce qui a lieu sur les bords du Rhin, de l'aveu très consciencieux de monographes, tels que Schmitt, la cure de raisins peut se faire chaque année à Vevey.

Un des caractères qui distingue l'administration municipale de Vevey, est une sollicitude incessante pour tout ce qui tient à la propreté, à la salubrité et à l'embellissement de la ville et des alentours. Indépendamment des ressources de la ville elle-même, un citoyen généreux lui a fait une donation considérable, dont les intérêts ne peuvent être employés qu'à ce but. Je citerai, parce qu'il rentre dans le domaine médical ou du moins hygiénique, l'établissement d'excellents trottoirs, non-seulement dans toutes les rues, mais aussi dans la promenade derrière la ville, et sur la grande route, du côté de Lausanne et du côté de Clarens. De plus, à la suite de corrections et de rélargissement, les murs qui bordent ces routes ont été abaissés, de manière à ne plus masquer la vue. Ces améliorations ont une portée plus grande qu'il ne peut sembler au premier abord. Elles facilitent singulièrement les promenades, les rendent possibles en tout temps, et ôtent aux personnes à qui l'on ordonne l'exercice, ce prétexte pour s'en dispenser. J'en ai fait l'expérience cet hiver, à l'occasion de demoiselles de qui j'exigeais une course matinale pour obtenir une bonne réaction après l'application du drap mouillé.

Quant au caractère médical de notre ville, on peut réellement dire, sans crainte d'être démenti, qu'il est excellent. Voici à cet égard quelques mots que M. Blanchet, naturaliste et savant distingué, maintenant à la tête de l'instruction publique de notre canton, écrivait dans son histoire naturelle des environs de Vevey, publiée en 1843, à une époque où Vevey n'était pas comme aujourd'hui un rendez-vous aussi considérable d'étrangers : «L'aisance dont jouissent beaucoup de ses habitants, jointe à un certain goût d'ordre et de propreté, ont permis de reconstruire presque toutes ces anciennes maisons, d'où sortent les fièvres et les maladies; l'on n'y rencontre pas ces anciens égouts, ces cloaques si fréquents dans certaines villes. La peur du choléra a eu une très heureuse influence, la police locale a su en profiter pour éloigner de la ville tout ce qui pourrait nuire à sa salubrité. Le cimetière vient d'être agrandi, il est placé à une certaine distance dans une localité aérée.

» Mon ami, M. le Dr Larguier, avec sa sagacité ordinaire, a observé que les cas de fièvre nerveuse qu'il a eu occasion de traiter dans les environs de Vevey pourraient bien provenir de la présence de certains corps en décomposition putride, qu'il a ordinairement retrouvés dans le voisinage de l'habitation des malades. La grande propreté de notre ville nous expliquerait peut-être pourquoi ces maladies, ainsi que la plupart des épidémies, y sont si rares. — Une circonstance qui doit aussi influer sur la salubrité de Vevey, c'est la présence du soleil pendant presque toute la mauvaise saison ; il est extrêmement rare de voir, dans nos environs, ces épais brouillards que l'on observe dans tout le reste de la Suisse et peut-être de l'Europe centrale; le brouillard recouvre Genève, la Côte, Lausanne, et n'atteint pas le district de Lavaux. Ce singulier phénomène est probablement dû à une température plus élevée, maintenue par l'abri des montagnes, par la chaleur qu'elles réfléchissent et le voisinage du lac. Naturellement, sous des influences de ce genre, avec tous les avantages d'une nourriture variée et abondante, on doit devenir vieux; aussi voit-on beaucoup de vieillards conserver toutes leurs facultés et atteindre un âge très avancé. »

Pratiquant dans mon pays depuis près de quinze ans, j'ai pu me convaincre de l'exactitude de ces assertions. Je n'ai observé, par exemple, qu'une seule fois à Vevey, et cela en 1851, une espèce d'épidémie de fièvres typhoïdes, c'est-à-dire une quinzaine de cas concentrés dans un quartier de la ville. Dès lors je n'ai observé que des cas sporadiques, car si, deux fois de suite, j'ai eu plusieurs malades groupés dans une maison, j'ai pu en retrouver la cause dans des dépôts de substances organiques, et dans une mauvaise disposition des lieux d'aisance. Dans des villages environnants, tels que Chardonne, St-Légier et Blonay, qui sont de 200 mètres plus élevés que Vevey, j'ai observé des épidémies de fièvres typhoïdes, relativement considérables, proportionnellement à la population.

Les conditions matérielles et morales favorables, dont parle M. Blanchet, la propreté, l'aisance, ont encore augmenté à Vevey depuis cette époque, et cela par suite de la prospérité de cette ville.

J'ajouterai encore, relativement à d'autres épidémies, qui ont régné à la fois à Vevey et dans les localités et villes environnantes, qu'elles ont eu, dans notre ville, un caractère certainement plus benin et une mortalité bien inférieure. L'épidémie de variole et de varioloïde de l'hiver 1858-1859, en est un exemple frappant. Tandis que la proportion des décès était très forte à Genève, et les cas de complications hémorrhagiques nombreux, nous n'avons eu, sur environ 500 cas, que 9 morts, et encore dans ce nombre sont comptés quatre cas dans des circonstances plus que suffisantes pour expliquer le décès. Sur un chiffre aussi considérable de malades, il n'y a eu qu'une proportion très faible de cas graves, et, sur le chiffre des décès, il n'y en a eu que deux, suite de complications hémorrhagiques. Chose remarquable! La proportion des cas de complications hémorrhagiques a été, relativement, plus forte dans les villages dont j'ai parlé plus haut. Est-ce que l'altitude plus considérable y était pour quelque chose? Quant à la mortalité plus forte dans les villages, elle s'explique par des conditions matérielles inférieures à celles de la ville, les préjugés et les mauvaises pratiques qui existent encore dans les campagnes pour le traitement de ces maladies, et l'insuffisance des secours médicaux. C'est, du reste, l'épidémie la plus considérable que nous ayons eue depuis de longues années; elle n'a d'ailleurs, sauf quelques cas exceptionnels, atteint que les classes inférieures de la population.

Pour être complet je dois noter, comme ayant régné ces dernières années, la grippe, la rougeole et quelques cas de diphtérite et de scarlatine. Quant au choléra, nous n'en avons pas eu encore un seul cas dans le canton de Vaud, mais quel que soit le pouvoir réfractaire que la Suisse lui ait opposé jusqu'à présent, peut-être que quand nos lignes ferrées seront parachevées, nous ne serons pas aussi complétement épargnés; car c'est par les villes frontières et qui ont été les premières reliées aux réseaux des chemins de fer européens, Genève, Bâle, Zurich, Aarau, que le fléau attaque notre pays et semble réussir à y faire brèche.

Quant à des maladies endémiques, nous n'en avons absolument pas. La fièvre intermittente, qu'on observait autrefois assez fréquemment dans la plaine qui s'étend sur l'ancien bassin du lac, de Villeneuve à Aigle, a presque entièrement disparu, à la suite des travaux de desséchement qu'on y a exécutés. (Je n'ai pas appris que dès lors la phthisie pulmonaire soit devenue plus fréquente dans cette contrée.) Quelques-uns de mes confrères ont, par contre, observé plusieurs cas de fièvre intermittente parmi les ouvriers qui ont été employés aux grands travaux de tranchées pour le chemin de fer de Vevey à Lausanne.

Puisque j'ai parlé des chemins de fer, j'ajouterai que dans un an, notre ligne sera terminée et nous reliera, au midi à la ligne d'Italie, au nord à l'Ouest-Suisse et par là aux lignes françaises et allemandes. Jusqu'ici nous nous étions contentés des moyens ordinaires et des nombreux bateaux à vapeur qui sillonnent notre lac.

N'ayant nullement l'intention, à propos de la cure de

raisins, de donner une description de Vevey et de ses environs (comme c'est assez généralement le cas dans la plupart des monographies que j'ai sous les yeux), je ne puis que renvoyer aux itinéraires de la Suisse ou aux guides spéciaux à Vevey, pour ce qui tient à l'histoire et aux mœurs, à la description topographique, aux curiosités, aux promenades, aux excursions, etc. etc.

Je rappellerai seulement, comme tenant au côté pratique de la cure, et pour justifier le choix de Vevey comme lieu de séjour pour des familles, qu'on y trouve toutes les ressources désirables en fait d'hôtels, de pensions, d'appartements particuliers, de moyens de transport, de magasins, de bibliothèques publiques, de librairies et d'établissements industriels divers.

Sous le rapport religieux, Vevey jouit d'une liberté qui permet à chacun d'y suivre le culte de son choix. Église nationale, église libre, culte wesleyen, assemblées des frères de Plymouth, service allemand, service anglais, culte catholique, voilà ce qu'on trouve régulièrement pendant toute l'année. Exceptionnellement, en diverses circonstances, le culte selon le rite grec a été célébré dans une chapelle russe organisée pour cela à l'hôtel des Trois Couronnes.

Pour ce qui regarde l'instruction et l'éducation, en ma qualité d'ancien président de la commission d'inspection des écoles, je ne puis passer sous silence le développement que les établissements d'instruction publique ont pris dans notre ville : Collége latin, école moyenne avec un musée, école supérieure de jeunes filles, six classes primaires de garçons, quatre classes primaires de filles, école enfantine, école catholique.

Parmi les institutions particulières, outre celles de M. Sillig et de M. Dor, qui jouissent toutes deux d'une réputation justement méritée, il en est plusieurs autres très recommandables, telles que celles de M. Gloor, successeur de M. Delapraz, qui reçoit des élèves plus jeunes et à un prix inférieur, de M. Pouly, etc., et diverses écoles et classes particulières.

Pour les jeunes filles, Vevey a eu de tout temps des pensionnats excellents et dont plusieurs avaient une certaine réputation à l'étranger. Ceux qui existent maintenant ont été singulièrement réduits par suite de circonstances particulières ou de la mauvaise santé de leurs directrices. Nommons la maison de M. le pasteur Schussler, où les jeunes filles ont une vie de famille, et de plus, quoiqu'il soit situé sur le territoire de Corsier, mais aux portes de Vevey, le pensionnat de Mme Reller. Il existe d'ailleurs plusieurs externats composés d'une ou deux classes peu nombreuses, dans lesquels des jeunes filles appartenant à des familles de la ville ou à des familles étrangères qui séjournent à Vevey, se rendent chaque jour pour prendre leurs leçons, et où elles peuvent recevoir une instruction complète. L'externat des dames Recordon ne peut être trop recommandé.

Quant aux maîtres spéciaux pour les langues étrangères et les talents d'agrément, il n'y a que l'embarras du choix ; nous possédons réellement des professeurs et des artistes d'un vrai mérite. Il y aurait à citer parmi les ateliers de peinture, ceux de MM. Prévost et Steinlen. Il me reste à mentionner la gymnastique, qui, ces dernières années surtout, grâce à l'énergie et aux connaissances approfondies de M. Wilhelmi, a pris un essor tout particulier.

Rappelons encore que ces derniers hivers il a été donné des cours publics, destinés aux adultes, sur des sujets variés. Fréquemment aussi on a l'occasion d'entendre dans des concerts de bons artistes, et quelquefois les troupes de Lausanne ou de Genève y donnent des représentations.

Il existe à Vevey plusieurs cercles ou sociétés particulières, dans lesquels on est facilement introduit. L'un d'entre eux se distingue par un très grand choix de journaux et d'écrits périodiques. Vevey et ses environs étant la résidence habituelle ou temporaire de plusieurs personnages du rang le plus élevé, dont quelques-uns ont fait bâtir des villas, il existe à Vevey un centre de société choisie et élégante. Ces dernières années entre autres, par la présence d'étrangers de distinction, cette société a eu beaucoup de vie et d'animation.

Quant au climat, un de mes amis, M. D. Doret, possesseur de vastes établissements de marbrerie et de sculpture, qui réunit aux connaissances les plus variées des talents d'artiste que sa modestie fait encore ressortir, a recueilli ou fait recueillir, pendant ces cinq dernières années, des observations météorologiques journalières. Ces observations ont été travaillées et réduites en tableaux par notre ami, M. Davall, inspecteur forestier et naturaliste distingué, qui a bien voulu se charger de la rédaction de ce qui concerne le climat de Vevey. Laissant donc de côté ce point-là, qui viendra en dernier lieu, je ferai encore quelques observations sur Vevey, comme lieu de séjour, aux différentes époques de l'année.

En automne, Vevey est incontestablement un lieu de séjour incomparable. L'Impératrice douairière de Russie qui, l'année dernière, y a séjourné durant une partie de cette saison et qui a passé tout ce temps-là en plein air, télégraphiait à son auguste fils : « Je suis dans le plus beau pays du monde. »

Outre le but spécial de la cure de raisins, Vevey peut être dans ce moment-là une résidence pour tous les malades. Pour ceux même qui sont dans l'état de maladie le plus avancé, la vue d'une belle nature devient sinon un soulagement, du moins une espérance. Plongé dans une contemplation muette, celui qui n'a plus rien à attendre sur cette terre sent son âme s'élever vers un monde meilleur.

Vevey est un climat mixte entre celui du Nord et celui du Midi. C'est une station pour les malades de la Russie, de l'Allemagne, de l'Angleterre, etc. Pour quelques-uns ce n'est qu'une station temporaire, ainsi pour les tuberculeux dans un état avancé. Quoique j'aie vu plusieurs de ces malades passer de très bons hivers à Vevey et leur état y devenir stationnaire et même s'y améliorer, néanmoins je leur conseille toujours de partir au moment de la chute des feuilles et ne consens à les garder que sur l'opinion clairement exprimée de leur médecin ou sur leur volonté réfléchie et motivée par des considérations particulières.

D'ailleurs, je ne vois guère à quels malades on pourrait déconseiller le séjour de Vevey pendant l'hiver. Pour les personnes souffrant simplement d'affections catarrhales, pour celles souffrant d'affection du cœur et pour lesquelles nos promenades, en général plates, sont certes bien recommandables, pour les personnes nerveuses et hypocondriaques, pour les convalescents, les valétudinaires, etc., il ne peut y avoir de doute. Pour certains malades, un climat moins chaud que celui du Midi est évidemment préférable ; sous ce rapport, je mentionnerai les personnes du Nord qui n'ont qu'un seul hiver à passer à l'étranger et qui doivent redouter, lors de leur retour dans leur patrie, une transition trop grande. Je ne veux pas m'étendre davantage sur ces cas, que je laisse à l'appréciation des médecins étrangers à qui j'ai essayé de fournir, autant qu'il était en mon pouvoir, les éléments nécessaires pour se former une opinion à cet égard.

Rappelons que de tout temps on a fait à Vevey des cures de lait d'ânesse[1], et qu'on s'y procure facilement aussi du petit-lait des villages environnants.

Quant au printemps, je n'ai pas grand' chose à en dire, c'est une saison qui est assez la même partout. C'est du reste le moment où nous voyons revenir les personnes

---

[1] On me communique, à ce sujet le passage suivant, tiré des Mémoires d'Henri de Mirmand, gentilhomme français, réfugié dans ce pays à l'époque de la révocation de l'édit de Nantes, et bien connu par le zèle qu'il déploya en faveur de ses compagnons d'exil et d'infortune. Il écrivait : Après la mort de ma mère, (c'était en 1690), je me rendis à Lausanne auprès de ma fille ; et comme elle paraissait avoir du penchant à une maladie de poitrine, on trouva bon qu'elle allât

qui ont passé l'hiver dans le Midi. Vevey est alors de nouveau un lieu d'arrêt, mais cette fois-ci c'est pour la migration qui se fait en sens inverse de celle d'automne. C'est ici qu'on attend le moment de se rendre aux eaux minérales ou aux stations de montagne.

Quant à l'été, les tableaux suivants disent suffisamment ce qui en est; la chaleur est du reste bien plus supportable qu'on ne pourrait le croire. Le voisinage du lac, de grands appartements dont on a soin de fermer les jalousies à temps et dans lesquels on ménage une bonne ventilation, la diminuent singulièrement. Quant à la question du changement d'air, il n'y a qu'à choisir en fait de stations; on peut s'élever par degrés insensibles des deux côtés de la vallée de la Veveyse : Corseaux, Chardonne au nord; Blonay, l'Alliaz, Charnex, Glyon, au nord-est et tant d'autres. L'excellent ouvrage du Dr Lombard « les Climats de montagne au point de vue médical, » donne à cet égard tous les renseignements désirables.

Pendant toute cette saison, Vevey offre un moyen hygiénique et thérapeutique excellent, dont nous ne profitons pas assez, probablement parce qu'il est à notre portée et que nous apprécierions bien autrement s'il fallait l'aller chercher au loin, je veux parler des bains du lac. Indépendamment du bon régime et des excellentes conditions

changer d'air à Vevey, dont, par ordre du fameux **M. Doncan***, elle prit le lait d'ânesse, etc. » *Bulletin de la Société de l'histoire du protestantisme français.* Année 1858, tome VII, page 188.

* D. Duncan, d'une famille originaire d'Écosse établie à Montauban, excellent médecin; réfugié à Genève en 1690, il exerça la médecine et enseigna l'anatomie à Berne et, en 1699, il fut nommé, par l'Électeur de Prusse, professeur à l'École de médecine de Berlin. Il a publié plusieurs ouvrages intéressants, surtout sur les aliments.

matérielles dans lesquelles se trouvent les élèves des institutions de MM. Sillig et Dor, je crois que l'usage des bains du lac contribue pour beaucoup à entretenir la bonne santé dont jouissent en général ces jeunes gens. Le lac leur fournit de plus, dans le maniement de leurs légères embarcations, un moyen de récréation et d'exercice des plus salutaires; personne n'a habité Vevey sans avoir admiré la flottille de Bellerive.

Pour en revenir aux bains du lac, je ne saurais assez dire les bons effets que j'en ai obtenus chez des personnes riches qui avaient été à des bains d'eaux minérales, et chez des malades pauvres à qui leur position ne permettait pas de s'y rendre. Mais ils doivent être pris d'une manière méthodique, car ce n'est pas un moyen indifférent, je les ai vus quelquefois produire certains accidents, je me bornerai pour aujourd'hui à mentionner l'ictère et certains dérangements gastriques.

Vevey, de même qu'une bonne partie du district de ce nom, pourrait passer avec quelque raison, pour une Provence au petit pied, lorsqu'on les compare au reste du canton de Vaud ou même de la Suisse occidentale. Son altitude au-dessus de la Méditerranée est de 380 mètres environ (le niveau moyen des eaux du lac Léman se trouvant à 375 mètres). Cette altitude est donc bien inférieure à celle d'un grand nombre de localités du cœur de la Confédération, et si Arau et Bâle, par exemple, sont moins élevées, ces villes sont loin de jouir d'une exposition aussi brillante et aussi bien abritée.

En effet, un rideau de collines et de montagnes, dont la hauteur varie entre **700** et **1665** mètres au-dessus du lac, l'entoure et l'enferme comme dans un amphithéâtre ouvert du côté du midi, et diminue l'intensité des vents du nord, qui se font sentir dans la partie occidentale du canton, et notamment le long de la chaîne du Jura et à Genève, avec la rigueur d'une latitude bien plus septentrionale.

De toutes les données que nous avons pu réunir, il ressort que le climat de Vevey et des environs jouit de la qualité précieuse et rare de n'être pas très froid en hiver ni très chaud en été; l'amplitude des variations de température est moins grande que dans la plupart des localités. Cela tient à plusieurs causes que nous allons essayer de développer, mais auparavant jetons un coup d'œil sur quelques endroits connus et sur leur climat.

Deux localités peuvent avoir une température moyenne annuelle parfaitement semblable, et cependant avoir un climat bien différent; cela vient de ce que dans l'une, la grande chaleur de l'été est compensée par un grand froid en hiver, ce qui donne, en définitive, la même température moyenne annuelle qu'une autre localité dont les extrêmes de température sont peu distants.

Francfort sur-le-Mein a, par exemple, d'après les tabelles de M. le professeur Kæmtz, à fort peu de chose près, la même température moyenne annuelle que Vevey, et cependant il est incontestable que son climat est bien différent. Ayant habité une localité du grand-duché de Hesse, peu distante de cette ville, nous avons vu, en Juin et Juillet 1845, le thermomètre s'élever jusqu'à 40° et s'y maintenir avec peu de variations pendant plusieurs semaines ; fait que nous avions déjà constaté à Stuttgart en 1842.

A Vevey, les grandes chaleurs de l'été ne dépassent que fort rarement les 30 degrés et la plus haute température connue n'a guère atteint au delà de 33 degrés.

Dans les localités d'Allemagne que nous venons de citer, il n'est pas rare non plus de voir le thermomètre descendre à 30 degrés sous zéro et se maintenir, même pendant six semaines, avec fort peu de changements, à —22 degrés.

Vevey n'a jamais eu un semblable abaissement de température, témoin l'hiver de 1829-1830, où le minimum extrême n'a été que de —19,12 degrés, et dès lors il n'est guère redescendu plus bas que —15 degrés et cela seulement en décembre 1859.

La moyenne annuelle de Paris (10°,8) est un peu plus élevée que celle de Vevey et sa moyenne hivernale (3°,3) l'est davantage encore. Mais, d'autre part, d'après les indications de M. Arago, on a vu à Paris le thermomètre descendre à —23,5 degrés, et en été il a atteint 38,4.

Les données de cet exemple sont en outre corroborées par un tableau comparatif du climat de Paris et de Vevey pendant une série de 10 années (1820-1829), établi par M. Nicod-Delom, qui a fait pendant fort longtemps des observations suivies sur les phénomènes météorologiques de Vevey. Nous le reproduisons plus loin, tel qu'il a été publié dans les Annales de physique et de chimie. Voyez tableau n° I.

Ne pouvons-nous pas conclure de tout cela que le climat de Vevey est plus égal et partant plus agréable que dans les localités que nous venons de citer?

Ainsi, en employant les dénominations consacrées par Buffon et Humboldt, le climat de Vevey, qui rentre dans la catégorie des climats *variables,* se rapprocherait des climats *constants ;* tandis que celui des localités mentionnées, qui rentre aussi dans la catégorie des climats variables, serait placé plus près des climats *excessifs.*

Les causes qui tempèrent le climat de Vevey et modifient les extrêmes de température, en été et en hiver, sont assez nombreuses et se combinent entre elles d'une manière assez complexe.

D'abord l'altitude au-dessus de la mer équivaut, comme on le sait, à une latitude plus septentrionale et tend à abaisser la température. Malgré cela nous voyons que celle de Paris, Stuttgart, Francfort, est plus élevée en été; cela vient apparemment de ce que dans ces régions l'absence de hautes montagnes permet au soleil de se montrer au-dessus de l'horizon plus tôt qu'à Vevey et de se coucher aussi plus tard. Cela correspond à environ 3 bonnes heures en été, pendant lesquelles le soleil embrase l'atmosphère des pays plats, tandis qu'à Vevey la température a tout ce temps de plus pour s'abaisser jusqu'au prochain lever du soleil.

Une autre cause qui contribue à diminuer en été la température dans la contrée de Vevey, est sans doute aussi la nature argileuse du sol, qui retient l'eau de pluie plus longtemps que les terrains sableux ou calcaires, et, par conséquent, se réchauffe moins que ceux-ci. La quantité d'eau tombée sous forme de pluie, le voisinage du lac, dont les eaux absorbent une certaine quantité de chaleur solaire pour former des vapeurs, peut-être encore la proximité des montagnes boisées et l'existence, quoique-moins voisine, des montagnes neigeuses et des grands glaciers, tout cela doit influer sur la température et l'empêcher de s'élever trop dans les mois d'été.

Les causes qui tempèrent les rigueurs de l'hiver sont aussi multiples. Nous avons déjà signalé le rideau de montagnes qui l'abrite contre les vents du nord, et bien que les bises se fassent sentir, elles sont loin, comme nous l'avons dit, de posséder l'intensité et la basse température qu'elles ont tout le long du pied du Jura et à Genève. En allant de Vevey à Montreux, la bise diminue de force et, dans ce dernier endroit qui est adossé au pied des monts, on ne la sent absolument plus. En continuant jusqu'à Villeneuve, elle regagne en force et dans la vallée du Rhône elle a repris beaucoup de son intensité.

Vevey et les localités qui l'environnent se trouvent sur un terrain dont la pente générale est tournée au sud et sud-ouest, et bien que cette pente soit assez douce, le sol reçoit les rayons du soleil moins obliquement qu'un pays de plaine. On pourrait croire cependant que, si le soleil se lève plus tard en été que dans les localités citées, il doit en être de même en hiver. Il n'en est rien toutefois, car il faut observer qu'à cette époque de l'année le soleil se lève beaucoup plus vers le sud-est, et que là, les montagnes sont moins élevées et plus éloignées de Vevey que celles de derrière lesquelles cet astre sort en été, ce qui ne retarde pas son lever dans la même proportion.

Une dernière cause enfin, et qui pourrait bien ne pas être la moindre, est encore la présence du lac qui joue en petit le rôle de la mer pour les contrées maritimes, c'est-à-dire celui d'un réservoir de calorique.

En effet, il ressort des « Observations météorologiques faites à Morges par MM. les professeurs Burnier, Dufour et Yersin, » qu'en hiver la température moyenne mensuelle du lac est plus élevée de 4 ou 5 degrés que celle de l'air (voir Tableau VIII). N'ayant pas d'observations pour les températures du lac à Vevey, nous pouvons admettre qu'elles ne diffèrent pas beaucoup de celles de Morges, sans nous trop écarter de la vérité.

D'après ce tableau on voit que, depuis le mois de septembre où la température de l'air est à peu près la même que celle de l'eau, cette dernière se refroidit moins rapidement que la première et que, par conséquent, elle doit constamment lui céder de son excédant jusqu'à ce que le soleil du printemps ait de nouveau assez réchauffé l'atmosphère, pour que ces deux températures se soient de nouveau égalisées, ce qui arrive en mars. Dès cette époque jusqu'au mois de septembre suivant, c'est l'inverse qui a lieu et, par conséquent, l'air qui se rafraîchit aux dépens de l'eau; ce que nous avons, du reste, déjà dit plus haut.

Un des beaux côtés du climat de Vevey est, sans contredit, la rareté des brouillards; on en voit, comme le disait déjà M. Nicod-Delom, tout au plus une ou deux fois par année. Tandis que toute la moitié occidentale du canton, tout le pied du Jura et surtout Genève, se trouvent dans un épais brouillard presque chaque année pendant les mois d'octobre et de novembre, Vevey et Montreux sont dans un seleil resplendissant.

Cela tient-il à ce que les pentes des montagnes, qui entourent Vevey, sont réchauffées et donnent à l'air assez de chaleur pour dissoudre le brouillard? nous serions tentés de le croire. Mais cela tient aussi à ce que les brouillards qui se forment dans les grands marais du Seeland sont chassés par le vent du nord fe long du Jura dans la direction de Genève où ils s'entassent, et que Vevey ne se trouve pas sur ce chemin.

L'absence de brouillard permet donc qu'il y ait un plus grand nombre de jours clairs; cette quantité s'élève en moyenne à environ 90 par an. Par contre, le nombre des jours de pluie et des jours couverts ou mixtes est diminué d'autant. Ainsi, tandis que Londres a, par année, 178 jours de pluie, Paris 152, Rome 117, Pau 109, Florence 103, Montpellier 80, Vevey n'en a que 70, y compris 7 ou 8 jours de neige. Notre tableau VII en indiquerait seulement 67, mais nous croyons rester mieux dans la vérité en le portant à 70, parce que notre moyenne n'est calculée que sur cinq années et que le chiffre 70 est celui qui est indiqué par M. Blanchet, et qu'il correspond aux données du tableau de M. Nicod-Delom.

En revanche, la quantité d'eau tombée n'est pas proportionnelle au nombre des jours de pluie, ainsi à Vevey, la quantité moyenne calculée sur la série des dix années d'observation de M. Nicod-Delom, s'élève par année à 1

mètre et une minime fraction, tandis qu'à Paris cette quantité pour les mêmes années ne s'élève qu'à $0^m,61$, quoique ce dernier endroit soit plus voisin de la mer.

Aussi, en combinant cette donnée avec l'absence de
brouillards et le voisinage du lac, nous arrivons nécessairement à cette conclusion, qui du reste est confirmée par
l'expérience et que M. le Dr Coindet[1] avait déjà signalée :
c'est que l'air de Vevey tient en solution une grande quantité de vapeur d'eau, ce qui est une qualité précieuse dans
certaines maladies.

Nous ajoutons ici huit tableaux, qui donneront une idée
assez exacte de la marche de la température pour Vevey
et que nous accompagnerons de quelques explications.

Le tableau n° I est celui de M. Nicod-Delom dont nous
avons parlé plus haut.

Les cinq tableaux suivants comprennent un résumé des
observations faites à Vevey, par M. D. Doret, pendant les
cinq années de 1855 à 1859. Il est bon de remarquer
que ces observations ont été prises dans une campagne
située au nord-ouest de la ville, ainsi loin de tout objet
qui aurait pu influer d'une manière ou de l'autre sur le
résultat.

Dans chacun de ces tableaux, les deux premières colonnes indiquent les températures extrêmes qui ont été
atteintes pendant le courant du mois. Les colonnes 3 et 4
indiquent les moyennes des maxima et des minima de chaque jour, calculées pour le mois entier ; c'est-à-dire, la

[1] *Vevey et ses environs*, p. 77.

somme des maxima et des minima de chaque jour divisée par le nombre des jours. La 5me colonne renferme les températures moyennes des mois, calculées au moyen des maxima et des minima et d'après les formules indiquées par le professeur Dufour dans l'ouvrage déjà cité. Les cinq dernières colonnes s'expliquent d'elles-mêmes, sauf à mentionner que les faits qu'elles relatent sont le résultat de deux observations journalières, et que les jours dont les deux observations n'ont pas été identiques, ont été portés dans les jours mixtes avec les jours couverts et nuageux. Il faut cependant ajouter ici, que le nombre des jours mixtes renferme bon nombre de jours dont l'une des observations le classait dans les jours clairs et que par conséquent, si nous avions compté aussi les fractions de jours clairs, nous serions arrivé à un chiffre bien plus élevé pour ceux-ci. Aussi un fait qui frappe les personnes, qui viennent habiter Vevey ou la contrée, c'est le nombre de jours ou de fractions de jours pendant lesquelles le soleil se montre.

Le tableau n° VII renferme la récapitulation des moyennes des cinq tableaux précédents et nous a servi à calculer la moyenne de la température par mois et par an pour ces cinq années et enfin à faire un calcul analogue pour les jours clairs, les jours de pluie etc.

Le tableau n° VIII indique les températures moyennes des eaux du lac pour chaque mois, prises à Morges, ces observations n'ayant pas encore été faites à Vevey.

LE CLIMAT DE VEVEY, AU CANTON DE VAUD,

COMPARÉ AU CLIMAT DE PARIS,

D'APRÈS M. LEVADE-BURON.

N° 1

	1820		1821		1822		1823		1824		1825		1826		1827		1828		1829		MOYENNE des dix années.	
	PARIS	VEVEY	PARIS	VEVEY	PARIS	VEVEY	PARIS	VEVEY	PARIS	VEVEY	PARIS	VEVEY	PARIS	VEVEY	PARIS	VEVEY	PARIS	VEVEY	PARIS	VEVEY	PARIS	VEVEY
Jours de pluie	113	50	139	58	145	45	175	67	192	63	135	37	120	66	146	46	103	64	160	64	151 1/2	56 3/5
Jours de neige	6	10	4	3	4	12	11	22	13	13	22	13	4	19	21	21	6	3	11	18	10 1/5	13 2/5
Jours de grêle ou grésil	11	1	14	1	7	2	10	6	11	4	5	1	4	0	6	3	7	3	10	1	8 1/2	2 1/5
Jours de gelée	69	53	58	40	50	48	43	40	43	50	54	63	54	20	50	63	36	43	86	79	54 4/5	52 9/10
Jours de tonnerre	12	3	13	2	9	5	6	5	9	11	12	3	11	3	21	4	19	14	15	7	12 7/10	5 7/10
Jours presque entièrement couverts	135	98	177	116	122	00	202	113	224	94	174	60	173	108	178	86	188	92	210	109	178 3/10	96 3/5
Quantité d'eau de pluie et de neige, en mètres	0,438	0,585	0,584	0,877	0,448	0,656	0,479	1,121	0,599	0,966	0,479	0,827	0,439	0,760	0,628	1,006	0,603	1,040	0,796	1,188	0,548	0,899
Maximum de température en degrés centigrades	32,00	28,00	54,00	27,75	33,75	27,00	34,50	27,52	35,00	30,75	36,30	34,00	35,50	34,25	35,00	34,00	32,00	29,50	34,12	28,70	33,12	29,54
Minimum en degrés centigrades	—14,50	—14,37	—11,62	—5,62	—8,80	—8,75	—14,60	—5,37	—4,80	—8,50	—8,00	—7,30	—11,87	—13,12	—12,80	—10,50	—7,80	—3,65	—17,00	—19,12	—11,17	—8,27

NB. A Vevey on est exempt de brouillards; s'ils y paraissent, ce n'est que durant quelques heures et seulement deux ou trois fois par année.

MOIS.	MAXIMUM ATTEINT PENDANT LE MOIS.	MINIMUM	MOYENNE DES MAXIMA.	MINIMA.	TEMPÉRATURE MOYENNE.	JOURS CLAIRS.	JOURS DE PLUIE.	JOURS DE NEIGE.	JOURS MIXTES.	VENT RÉGNANT.
Janvier	7,6	—9,8	2,19	—3,66	—0,81	3	3	2	23	NE
Février	10,5	—9,8	4,86	—0,54	2,15	1	6	5	16	NE
Mars.	15,9	—6,0	8,47	2,73	5,39	3	7	1	20	NE
Avril.	22,3	—0,3	13,13	4,57	8,58	9	7	»	14	NE
Mai	23,9	1,9	16,99	5,36	10,81	3	9	»	19	O
Juin	27,7	7,0	21,30	10,84	15,83	8	7	»	15	O
Juillet	27,5	9,3	23,45	13,18	18,12	9	6	»	16	O
Août.	29,1	9,5	24,56	13,26	18,52	12	3	»	16	O,NE
Septembre . . .	24,6	6,1	19,95	10,36	14,86	5	6	»	19	O
Octobre	19,9	4,2	16,73	8,46	12,51	3	15	»	15	O
Novembre . . .	13,3	—1,4	9,14	2,45	5,58	2	5	»	23	N
Décembre . . .	10,0	—14,7	5,81	—4,87	—0,73	3	1	3	22	N
Moyenne annuelle					9,21	63	73	11	218	O

1856. N. III.

MOIS.	MAXIMUM ATTEINT PENDANT LE MOIS.	MINIMUM ATTEINT PENDANT LE MOIS.	MOYENNE DES MAXIMA.	MOYENNE DES MINIMA	TEMPÉRATURE MOYENNE.	JOURS CLAIRS.	JOURS DE PLUIE.	JOURS DE NEIGE.	JOURS MIXTES.	VENT RÉGNANT.
Janvier	11,3	—8,8	7,23	—0,8	3,43	1	7	2	21	N
Février	13,7	—3,6	7,07	0,15	3,58	9	2	1	17	NE
Mars.	14,0	—4,1	9,13	1,80	5,20	14	7	»	10	N et O
Avril.	20,0	0,5	14,76	5,92	10,05	5	7	»	18	O
Mai	23,4	—0,7	16,13	7,21	11,54	»	13	»	18	NE
Juin	29,2	7,2	23,42	12,21	17,56	11	6	»	13	N
Juillet	31,0	7,0	24,63	12,90	18,55	13	2	»	16	O
Août.	30,7	9,7	26,64	14,88	20,36	9	4	»	18	O
Septembre . . .	27,8	3,3	19,77	9,35	14,24	6	9	»	15	NE et O
Octobre. . . .	21,3	2,0	16,57	7,08	11,44	7	3	»	21	O
Novembre . . .	11,9	—5,8	6,64	—0,25	2,97	2	7	3	18	N
Décembre . . .	13,5	—8,4	3,28	—1,65	0,70	6	1	3	21	N
			Moyenne annuelle		9,93	83	68	9	206	N

MOIS.	MAXIMUM ATTEINT PENDANT LE MOIS.	MINIMUM	MOYENNE DES MAXIMA	MINIMA	TEMPÉRATURE MOYENNE.	JOURS CLAIRS.	JOURS DE PLUIE.	JOURS DE NEIGE.	JOURS MIXTES.	VENT RÉGNANT
Janvier	7,3	— 9,1	3,74	— 2,80	0,39	3	3	1	24	N
Février	10,7	—10,8	5,81	— 3,12	1,10	14	1	»	13	N
Mars.	16,3	— 9,7	9,02	0,42	4,04	9	5	1	18	O
Avril.	18,9	— 1,5	12,53	4,11	8,05	7	5	»	18	N
Mai	25,3	2,0	19,36	8,43	13,55	6	7	»	18	O
Juin	28,4	5,3	22,74	11,08	17,23	9	3	»	18	N
Juillet	31,9	10,2	27,07	10,68	18,57	15	»	»	16	N
Août	30,3	9,0	24,46	13,53	18,62	9	6	»	16	O
Septembre . . .	25,4	8,4	22,40	12,09	16,93	9	5	»	16	O
Octobre	22,1	5,3	16,82	8,46	12,55	12	7	»	12	N
Novembre . . .	17,2	—2,6	10,24	2,92	6,35	4	4	»	22	N
Décembre . . .	11,6	—5,3	5,60	— 1,00	2,14	5	3	»	23	N
Moyenne annuelle					9,94	102	47	2	214	N

MOIS.	MAXIMUM ATTEINT PENDANT LE MOIS.	MINIMUM	MOYENNE DES MAXIMA	MINIMA	TEMPÉRATURE MOYENNE.	JOURS CLAIRS.	JOURS DE PLUIE.	JOURS DE NEIGE.	JOURS MIXTES.	VENT RÉGNANT
Janvier	6,2	—10,0	2,91	—5,31	—1,45	11	»	1	19	N
Février	9,0	— 7,2	5,34	—2,35	1,30	4	2	4	18	NE
Mars.	15,1	— 6,0	8,65	—0,50	3,74	12	4	4	11	O
Avril.	25,6	5,1	17,13	2,59	9,59	9	5	»	16	O
Mai	25,6	0,6	17,68	7,22	12,12	9	8	»	14	O
Juin	29,8	9,7	26,51	15,83	16,89	12	1	»	17	N
Juillet	28,5	7,0	20,45	12,03	16,08	7	7	»	17	N
Août	27,3	7,3	20,52	11,02	15,44	9	5	»	17	N
Septembre . .	26,3	8,2	22,54	11,71	16,90	16	5	»	9	O
Octobre . . .	20,5	— 1,6	16,13	6,74	11,11	10	4	»	17	N
Novembre . .	14,4	— 7,5	7,26	—0,15	3,51	6	4	1	19	N
Décembre . .	12,4	— 4,3	5,58	—0,61	2,24	3	7	»	21	N
Moyenne annuelle					9,17	108	52	10	195	N

1859.

MOIS.	MAXIMUM ATTEINT PENDANT LE MOIS.	MINIMUM	MOYENNE DES MAXIMA	MINIMA	TEMPÉRATURE MOYENNE.	JOURS CLAIRS.	JOURS DE PLUIE.	JOURS DE NEIGE.	JOURS MIXTES.	VENT RÉGNANT
Janvier	11,6	— 8,1	5,08	—5,91	0,47	16	2	»	13	N
Février	10,6	— 5,6	6,98	—0,78	2,90	9	1	1	17	NE
Mars	18,2	— 2,1	12,59	2,45	7,16	11	3	1	16	O
Avril. . . .	21,8	— 4,5	14,51	4,46	9,16	6	10	»	14	O
Mai	24,9	3,4	18,97	8,50	13,45	1	9	»	21	N
Juin	29,9	6,3	23,59	11,46	17,16	4	10	»	16	N
Juillet . . .	31,7	11,3	29,10	15,65	22,13	19	1	»	11	NO
Août	32,4	9,6	27,55	14,56	20,61	14	1	»	16	N
Septembre . .	25,3	5,6	21,77	7,74	14,33	10	3	»	17	O[2]
Octobre . . .	24,6	1,1	17,69	7,55	12.16	6	9	»	16	N
Novembre . .	20	3,5	15,59	1,72	7,27	2	7	»	21	N
Décembre . .	11,3	—15,1	2,21	—3,41	0,75	2	4	4	21	N
Moyenne annuelle					10,63	100	60	6	199	N

Récapitulation des moyennes. — N° VII.

ANNÉE	Janvier	Février	Mars	Avril	Mai	Juin	Juillet	Août	Septem	Octobre	Novem.	Décemb.	ANNÉE	Jours clairs	Jours de pluie.	Jours de neige	Jours mixtes	Vent
1855	—0,81	2,13	5,39	8,58	10,81	15,83	18,12	18,52	14,86	12,31	5,58	—0,73	**9,21**	63	73	11	218	O
1856	3,43	3,38	5,20	10,05	11,34	17,56	18,55	20,36	14,24	11,44	2,97	0,70	**9,93**	83	68	9	206	O
1857	0,39	1,10	4.04	8, 05	13,55	17,23	18,57	18,62	16,93	12,35	6,33	2,14	**9,94**	102	47	2	214	N
1858	—1,45	1,30	3,74	9,34	12,12	19,89	16,08	15,44	16,90	11,11	3,31	2,24	**9,17**	108	52	10	195	N
1859	0,47	2,90	7,16	9,16	13,43	17,16	22,13	20,61	14,33	12,16	7,27	0,73	**10,63**	100	60	6	199	N
En moyenne	0,41	2,16	5,16	9,04	12,25	17,53	18,69	18,71	15,45	11,87	5,09	1,01	**9,78**	91,2	60	7,6	206,4	

Température moyenne mensuelle des eaux du lac, à Morges. — N° VIII.

Janvier	Février	Mars	Avril	Mai	Juin	Juillet	Août	Septembre	Octobre	Novembre	Décembre
5,6	5,5	5,7	7,0	11,6	14,6	19,8	19,0	15,2	13,2	9,1	6,5

9 782019 237516